运动损伤解剖与特殊检查

主编 王松 邵玉萍 余磊

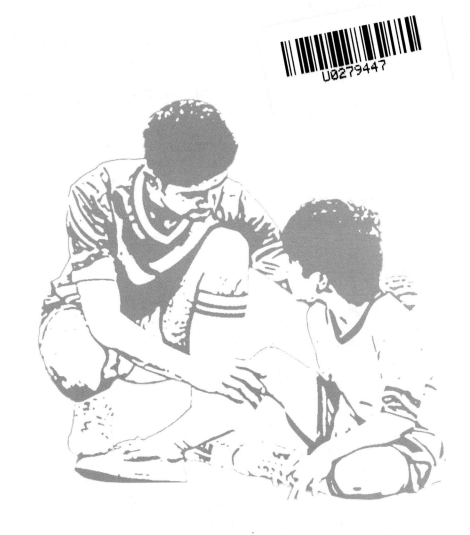

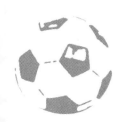

华中科技大学出版社
http://press.hust.edu.cn
中国·武汉

内 容 简 介

　　本书根据人体各运动环节的基本形态结构和毗邻关系,介绍了常见运动损伤相关的解剖学知识和特殊检查方法。全书共分八章:第一章,颈部损伤与特殊检查;第二章,腰骶部损伤与特殊检查;第三章,肩关节部损伤与特殊检查;第四章,肘关节部损伤与特殊检查;第五章,腕关节和手部损伤与特殊检查;第六章,髋关节部损伤与特殊检查;第七章,膝关节部损伤与特殊检查;第八章,踝关节和足部损伤与特殊检查。通过详细的解剖图片和实际操作视频,读者可以直观地了解不同类型的运动损伤的原理和特征,以及各种特殊检查方法的操作步骤和诊断,从而提高对运动损伤的认识和鉴别能力。

　　本书内容翔实、图文并茂、实用性强,可作为同行、专业运动员及业余健身爱好者开展专业学习的教材,也可作为相关从业者和研究者的参考工具书。

图书在版编目(CIP)数据

运动损伤解剖与特殊检查/王松,邵玉萍,余磊主编.—武汉:华中科技大学出版社,2024.5
ISBN 978-7-5772-0464-2

Ⅰ.①运…　Ⅱ.①王…　②邵…　③余…　Ⅲ.①运动性疾病-损伤-人体解剖学　Ⅳ.①R873

中国国家版本馆 CIP 数据核字(2024)第 088248 号

运动损伤解剖与特殊检查　　　　　　　　　　　　王　松　邵玉萍　余　磊　主编
Yundong Sunshang Jiepou yu Teshu Jiancha

策划编辑:曾　光
责任编辑:白　慧
封面设计:孢　子
责任监印:朱　玢
出版发行:华中科技大学出版社(中国·武汉)　　　电话:(027)81321913
　　　　　武汉市东湖新技术开发区华工科技园　　　邮编:430223
录　排:华中科技大学惠友文印中心
印　刷:武汉市洪林印务有限公司
开　本:787mm×1092mm　1/16
印　张:10.5
字　数:246千字
版　次:2024 年 5 月第 1 版第 1 次印刷
定　价:39.00 元

编 委

BIAN WEI

序 言

XU YAN

　　"十三五"期间，全民健身国家战略深入实施，人民群众通过健身促进健康的热情日益高涨，随后颁布实施的《全民健身计划（2021—2025年）》和《体育强国建设纲要》等政策，促使越来越多的人将健身作为健康生活中必不可少的内容。然而伴随体育健身活动参与度的提高，运动损伤、运动疲劳的发生率也在逐渐增高，给人们的生活带来很大的困扰。为更好地保障大家参与体育锻炼和健身的安全性和科学性，需要对全面系统的运动人体科学、康复学专业知识进行更加广泛的宣传推广。运动康复是新兴的体育、健康和医学交叉的前沿学科，不仅广泛应用于职业运动员和业余运动爱好者的体育活动中，也受到慢性疼痛困扰人群、体态异常人群、骨科术后人群的青睐。特殊检查是运动损伤诊断中必备检查方法，也是临床医师和运动康复师的必备技能，能第一时间对发生的运动损伤进行诊断，从而及时进行干预和治疗。在临床及教学中，我们发现特殊检查试验存在描述含糊、名称混乱、动作不统一、原理不详等问题，导致初学者难以理解和掌握。由武汉体育学院王松教授主编的《运动损伤解剖与特殊检查》一书以图文并茂的方式给我们呈现了系统化的特殊检查试验，便于初学者理解和掌握。

　　本书编排独具匠心。一是从解剖学基础娓娓道来，进而阐述常见运动损伤类型和原理，在此基础上进行特殊检查方法和原理的讲解，层层递进。二是以图文加视频的方式一一呈现，便于学习和操作。三是章节明确，可作为典籍查阅，也可进行系统学习。相信通过对本书的研读，无论是初学者还是有经验的专业人士，都会有所获益。同时，本书的面世进一步丰富了我国特殊检查试验书籍。

中国中西医结合学会
诊断专业委员会副主任委员

前 言

QIAN YAN

《"健康中国 2030"规划纲要》明确指出"广泛开展全民健身运动"和"促进重点人群体育活动",把体育活动推至国家战略地位。"运动是良医"的认知也吸引越来越多的人参与体育运动,然而,无论是专业运动员还是业余健身爱好者,都不可避免地会面临运动损伤的困扰,在损伤后第一时间通过特殊检查开展居家、野外、健身房、竞技场等体育活动损伤的现场初步诊断,对避免损伤的进一步发展具有重要意义。

《运动损伤解剖与特殊检查》是一本旨在帮助运动相关从业者、运动爱好者、运动和健康相关专业学生更好地理解和诊断运动损伤的重要参考书籍。本书按照人体自上而下的解剖学结构顺序,分别从人体颈部、腰骶部、肩关节部、肘关节部、腕关节和手部、髋关节部、膝关节部、踝关节和足部八大部位,介绍其解剖学基础、常见损伤类型和特殊检查的方法。本书内容翔实、易于阅读,搭配图片和视频,便于同行以及非专业运动爱好者理解,帮助其提高对运动损伤的认识和鉴别能力,从而增加防护意识。

本教材由武汉体育学院主持编写,编委均为运动医学院和临床一线的专家学者,具有丰富教学和临床实践经验,他们在完成本职工作之余,参与本书编撰。武汉体育学院博士生王忠林,硕士生杨盼、盛颖超、程聪、马卉、陈欣、张靖、楚可、李婧梅、王国梁参与了视频拍摄、剪辑和文字校对工作。尽管编撰过程中大家反复斟酌,但由于医学技术发展日新月异,文中不足之处在所难免,恳请各位同行和读者批评、指正。

目 录

MU LU

第一章 颈部损伤与特殊检查

第一节 颈部解剖学基础

一、颈椎

颈椎共有7块,其形态特点为椎体较小、横突有孔,孔内有椎动脉和椎静脉通过,第2～6颈椎棘突末端分叉。其中,第1颈椎又称寰椎(图1-1),无椎体、棘突和关节突,形似环形,由前弓、后弓及两个侧块围成,前弓较短,前弓的后面正中有关节凹,称齿突凹,与第2颈椎的齿突相关节,侧块上面有上关节凹,与枕髁相关节,下面有下关节面;第2颈椎又称枢椎(图1-2),椎体前部向上方伸出一指状突起,称齿突,与寰椎齿突凹相关节;第7颈椎棘突长且无分叉,在颈部皮下,容易扪及,故又名隆椎,是主要的体表定位点。

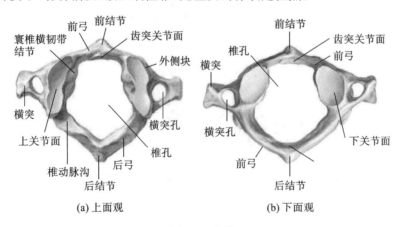

(a) 上面观 (b) 下面观

图1-1 寰椎

二、椎间盘

椎间盘是连接相邻两个椎体的纤维软骨盘(图1-3)。成人共有23个椎间盘(寰、枢椎之间没有椎间盘),其总长度约为脊柱全长的1/4。椎间盘中央部是柔软而富于弹性的胶状物质,称髓核。周围部是由多层纤维软骨按同心圆排列组成的纤维环,富于坚韧性,牢固连接相邻两个椎体,保护髓核并限制髓核向周围膨出。椎间盘承受压力时被压缩,除去压力后复原,具有"弹簧垫"一样的缓冲震荡的作用。当人体经过一天的劳动或长时间的站立、行走、

1

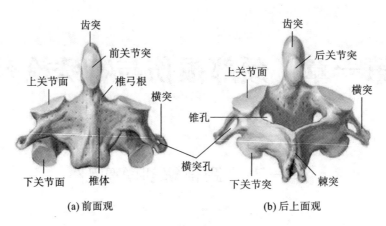

(a) 前面观 （b) 后上面观

图 1-2 枢椎

跑跳之后,椎间盘受压而变薄,整个脊柱长度相应变短;经卧床休息后,脊柱又恢复原来的长度。在脊柱侧弯、扭转时,椎间盘内后方的髓核可以在纤维环与软骨终板组成的结构中很好地流动。特别是前屈、后仰时,薄的后壁给髓核的移动提供了一定的弹性空间,较厚的前侧纤维环则提供髓核与脏器之间的隔护,共同协调脊柱的生理活动。各部椎间盘厚薄不一,胸部椎间盘最薄,颈部较厚,腰部最厚,所以颈、腰部活动度较大。

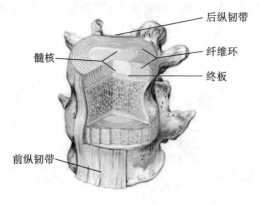

图 1-3 椎间盘

三、脊柱

脊柱是人的中轴(图 1-4),成人脊柱由 32 块椎骨、椎间盘、椎间关节及韧带连接而成。颅骨与四肢均直接或间接附着在脊柱上。脊柱长度的 3/4 由椎体构成,1/4 由椎间盘构成,正常成年男性脊柱长约 70 cm,女性略短,约 60 cm。脊柱内有椎管,容纳脊髓,其侧面有椎间孔,为脊神经、血管出入椎管的通道。

整体观:从脊柱前面观察,前纵韧带纵贯脊柱,脊柱自上而下,椎体逐渐增大,但从骶骨耳状面以下椎体又迅速缩小,直至尾骨尖。从脊柱后面观察,棘突形成纵嵴,居背部正中,其两侧各有一条脊柱沟,容纳背部深层肌肉。从脊柱侧面观察,可见脊柱呈"S"形,有颈、胸、腰和骶四个生理性弯曲,其中颈曲和腰曲凸向前方,胸曲和骶曲凸向后方。

功能:脊柱上承颅骨,中附肋骨,并附着四肢带骨,参与形成胸腔、腹腔及骨盆腔,具有支持体重,传递重力,保护内脏及脊髓、神经根等作用。

运动:脊柱活动通常是多个活动关节的联合运动,正常脊柱能绕冠状轴做前屈、后伸运动,绕矢状轴做左右侧屈运动,绕垂直轴做轴向旋转运动。当脊柱下端固定不动时,上端可做环转运动。脊柱的中立位为脊柱维持正常生理弯曲状态下的位置。正常人的脊柱有一定的活动度,但各部位活动度不同,颈、腰段活动度较大,胸段活动度极小,骶段几乎无活动度。

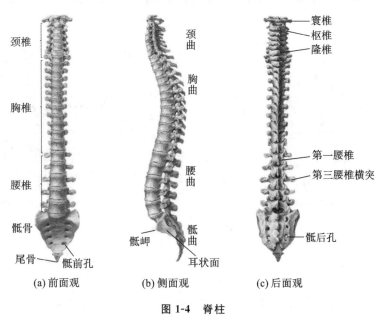

图 1-4 脊柱

四、脊柱相关韧带

1. 前纵韧带

前纵韧带是人体最长的韧带(图 1-5),紧贴椎体和椎间盘的前面,较宽且坚韧;起自枕骨大孔前缘,止于第 1 或第 2 骶椎椎体前面。作用是限制脊柱过度后伸和防止椎间盘向前膨出。

2. 后纵韧带

后纵韧带位于椎体和椎间盘的后面(图 1-5),较前纵韧带狭窄;起自枢椎,止于骶椎,有限制脊柱过度前屈的作用。后纵韧带与椎间盘纤维环及椎体上下缘紧密连接,而与椎体结合较为疏松。

3. 黄韧带

黄韧带为连接两相邻椎弓板的韧带(图 1-5),由黄色的弹力纤维构成,坚韧而富有弹性,协助围成椎管。黄韧带有限制脊柱过度前屈和维持脊柱直立姿势的作用。

4. 棘间韧带

棘间韧带位于相邻各棘突之间(图1-5),前接黄韧带,后方移行为棘上韧带和项韧带。有限制脊柱过度前屈的作用。

5. 棘上韧带和项韧带

棘上韧带为连接胸、腰、骶椎各棘突的纵行韧带(图1-5),其前方与棘间韧带融合,两者都有限制脊柱过度前屈的作用。项韧带为棘上韧带在颈段的延续,在颈部,从颈椎棘突尖向后扩展成三角形板状的弹性纤维膜,称项韧带,上缘附着于枕外隆凸与枕外嵴,向下至第7颈椎棘突并续于棘上韧带。

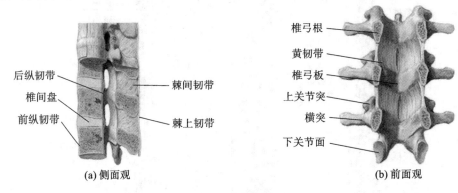

后纵韧带　椎间盘　前纵韧带　棘间韧带　棘上韧带

(a) 侧面观

椎弓根　黄韧带　椎弓板　上关节突　横突　下关节面

(b) 前面观

图1-5　脊柱韧带

6. 横突间韧带

横突间韧带为连接相邻两横突的韧带(图1-6),此韧带在颈椎部常缺如,在胸椎部呈细索状,在腰椎部呈膜状,有限制脊椎向对侧过度侧屈及加强椎间连接的功能。

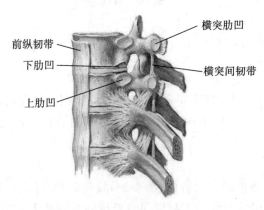

前纵韧带　下肋凹　上肋凹　横突肋凹　横突间韧带

图1-6　横突间韧带

五、颈部肌肉

1. 颈屈肌

颈屈肌主要有前斜角肌、中斜角肌、后斜角肌、颈长肌、头长肌。

（1）前斜角肌上方附着于第3～6颈椎横突前结节（图1-7），下方附着于第1肋上面的斜角肌结节，由颈神经前支支配。单侧收缩时可使颈侧屈，双侧收缩时可使颈前屈。

（2）中斜角肌上方附着于第2～7颈椎横突后结节（图1-7），下方附着于第1肋上缘外面，由颈神经前支支配。单侧收缩时可使颈侧屈，双侧收缩时可使颈前屈。

（3）后斜角肌上方附着于第5～7颈椎横突后结节（图1-7），下方附着于第2肋外侧上面，由颈神经前支支配。单侧收缩时可使颈侧屈，双侧收缩时可使颈前屈。

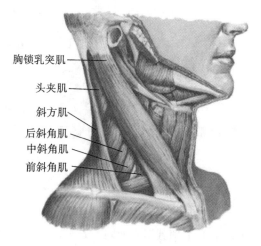

胸锁乳突肌

头夹肌

斜方肌

后斜角肌

中斜角肌

前斜角肌

图 1-7　前斜角肌、中斜角肌及后斜角肌

（4）颈长肌上方附着于第1～6颈椎的横突与椎体（图1-8），下方附着于第3颈椎到胸椎的椎体与横突，由颈神经前支支配。单侧收缩可使颈侧屈，双侧同时收缩能完成颈前屈动作。

（5）头长肌上方附着于枕骨基底部，下方附着于第3～6颈椎横突前结节（图1-8），由颈神经前支支配。单侧收缩可使颈侧屈，双侧同时收缩能完成颈前屈动作。

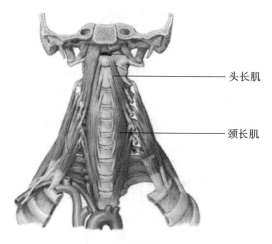

头长肌

颈长肌

图 1-8　颈长肌和头长肌

2. 颈伸肌

颈伸肌群主要有胸锁乳突肌、头夹肌、颈夹肌、斜方肌、肩胛提肌。

(1)胸锁乳突肌上方附着于颞骨乳突(图1-9),下方附着于胸骨柄前面和锁骨的胸骨端,由副神经及第2～4颈神经前支支配。一侧收缩使头向同侧倾斜,面部转向对侧;两侧收缩使头后仰。

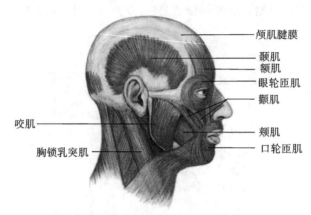

图1-9 胸锁乳突肌

颅肌腱膜
颞肌
额肌
眼轮匝肌
颧肌
咬肌
颊肌
胸锁乳突肌
口轮匝肌

(2)头夹肌上方附着于乳突及上项线的外侧1/3(图1-10),下方附着于第7节颈椎到第3节胸椎的棘突及下半部的项韧带,由第2～8颈神经后支支配。单侧收缩可使头、颈部侧弯,并向同侧转动;双侧同时收缩可使头、颈部后伸。

(3)颈夹肌上方附着于第1～3颈椎横突(图1-10),下方附着于第3～6胸椎的棘突,由第2～8颈椎颈神经后支支配。单侧收缩可使颈部向同侧转动和侧弯,双侧同时收缩可使颈部后伸。

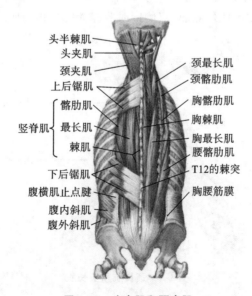

头半棘肌
头夹肌
颈夹肌
上后锯肌
髂肋肌
竖脊肌 最长肌
棘肌
下后锯肌
腹横肌止点腱
腹内斜肌
腹外斜肌

颈最长肌
颈髂肋肌
胸髂肋肌
胸棘肌
胸最长肌
腰髂肋肌
T12的棘突
胸腰筋膜

图1-10 头夹肌和颈夹肌

(4)斜方肌上方附着于上项线、枕外隆凸、项韧带、第7颈椎棘突、全部胸椎棘突(图1-11);下方纤维分上、中、下三部分,分别止于锁骨外侧1/3、肩峰和肩胛冈。由第11对脑神经副神经和第3、4颈神经前支支配。斜方肌近固定时上部纤维收缩,使肩胛骨上提、上回旋、后缩;中部纤维收缩,使肩胛骨向脊柱靠拢;下部纤维收缩,使肩胛骨下降、上回旋。远固定时一侧收缩,使头屈向同侧,并向对侧回旋;两侧收缩,使头和脊柱伸直。

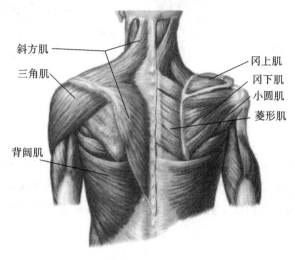

图1-11　斜方肌

(5)肩胛提肌上方附着于上4块颈椎横突(图1-12),肌纤维斜向后下稍外方,下方附着于肩胛骨上角和肩胛骨内侧缘上部,由肩胛背神经支配。近固定时,使肩胛骨上提和下回旋;远固定时,一侧收缩,使头向同侧侧屈,后仰和下回旋,两侧同时收缩,使颈后伸。

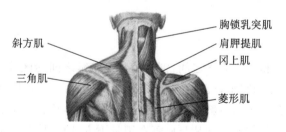

图1-12　肩胛提肌

六、脊髓和脊神经

1. 脊髓

脊髓位于椎管(图1-13),上端平齐枕骨大孔,与延髓相连,下端平齐第1腰椎下缘,由内向外由软脊膜、蛛网膜和硬脊膜包被。脊髓前后两条纵沟将脊髓分为左右两半,前面纵沟为前正中裂,后面纵沟为后正中裂,两侧各有一条前外侧沟和后外侧沟。

2. 脊神经

脊神经共31对,自上而下分别为8对颈神经、12对胸神经、5对腰神经、5对骶神经和

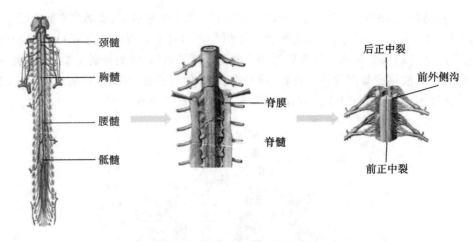

颈髓

胸髓

腰髓

骶髓

脊膜

脊髓

后正中裂

前外侧沟

前正中裂

图 1-13　脊髓

1 对尾神经,每对脊神经分别借前根连接于脊髓前外侧沟,含运动神经纤维,借后根连接于脊髓后外侧沟,含感觉神经纤维,前根和后根集合成脊神经干,出椎间孔。

　　臂丛由第 5～8 颈神经和第 1 胸神经前支吻合而成,位于锁骨上窝,分布于上肢皮肤和肌肉。

　　3. 锥体束

　　脑位于颅腔内,分为端脑、间脑、中脑、脑桥、延髓和小脑,延髓与椎管内脊髓相延续,通常将中脑、脑桥和延髓合称为脑干。延髓腹侧面,前正中裂两侧各有一纵向隆起,为锥体,由大脑皮质发出的锥体束构成。大部分神经纤维在锥体下方左右交叉,形成锥体交叉,支配对侧肌肉运动。

七、胸廓出口

　　胸廓出口是指锁骨和第一肋骨之间,锁骨上窝至腋窝之间的区域。内侧为前斜角肌、中斜角肌和第一肋骨,外侧为腋下,前方为锁骨、喙突、胸小肌和三角肌筋膜,后方为上斜方肌和肩胛骨。臂丛从前斜角肌和中斜角肌之间进入胸廓出口,锁骨下动脉位于前斜角肌后方,锁骨下静脉位于前斜角肌前方。臂丛与血管在锁骨下方、第一肋骨上方、胸小肌后方和喙突下方伴行。

第二节　颈部损伤

一、颈椎病(cervical spondylosis)

　　颈椎病是指颈椎间盘、椎体或韧带老化退变、肥厚增生后,引发椎节失稳、松动,髓核突出或脱出,骨刺形成,进而压迫脊髓、神经或血管产生的病痛,常见症状有颈部活动受限、上肢和手部感觉减退或肌力下降、肩颈部压痛、眩晕等,是颈椎骨关节炎、增生性颈椎炎、颈神经根综合征、颈椎间盘脱出症的总称。

1. 颈型颈椎病(neck type cervical spondylosis)

软组织型颈椎病又称颈型颈椎病,是在颈部肌肉、韧带、关节囊急慢性损伤,椎间盘退行性改变,椎体移位,小关节错位等的基础上,机体受风寒侵袭、感冒、疲劳、睡眠姿势不当或枕高不适宜,使颈椎长时间保持过伸或过屈,颈项部某些肌肉、韧带、神经受到牵张或压迫导致的。X光片一般无异常,可有颈椎曲度变直。多在夜间或晨起发病,有自然缓解和反复发作的倾向。主要症状表现为颈项僵直、疼痛,可伴有整个肩背疼痛僵硬,颈部活动受限或强迫体位,颈部活动时可听见关节响声。

2. 神经根型颈椎病(cervical spondylotic radiculopathy)

神经根型颈椎病为颈椎病分型中发病率最高的类型,为椎间盘突出、关节突移位、骨质增生等引发椎管内椎间孔处刺激和压迫脊神经根所致,好发于 C5～6/C6～7 间隙。起病缓慢,多为单侧、单根,但也有双侧、多根发病者。主要症状表现为上肢放射性疼痛和麻木,患侧上肢感觉沉重,握力减退。晚期可有肌肉萎缩,疼痛和麻木沿着受累神经根的走行和支配区放射,具有特征性。症状可有持续性,也有发作性。

3. 椎动脉型颈椎病(cervical spondylosis of vertebral artery type)

椎动脉型颈椎病是由于椎动脉受到刺激和压迫,以致血管狭窄、折曲而造成椎-基底动脉供血不全。正常人颈部偏向一侧或扭动时,其同侧椎动脉受压,椎动脉血流减少,但是对侧的椎动脉可以代偿,从而保证椎-基底动脉血流不受太大影响。当颈椎出现节段性不稳定和椎间隙狭窄时可造成椎动脉扭曲并受到挤压,椎体边缘以及钩椎关节等处的骨赘可以直接刺激或压迫椎动脉周围的交感神经纤维,使椎动脉痉挛而出现椎动脉血流瞬间变化,导致动脉系统供血不全而出现症状(图 1-14)。主要症状表现为:①发作性眩晕,有时伴随恶心、呕吐、耳鸣或听力下降,这些症状与颈椎位置有关。②下肢突然无力猝倒,但是意识清醒,多在头颈处于某一位置时发生。③偏头痛,因头颈部突然旋转发生,多呈跳痛或刺痛,一般为单侧。

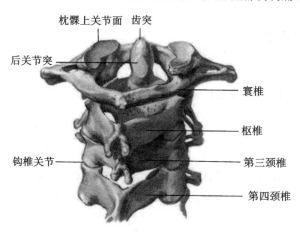

图 1-14 钩椎关节

4. 脊髓型颈椎病(spinal cord type of ceryical spondylosis)

脊髓型颈椎病是由于颈椎椎骨间连接结构退变,导致脊髓受到压迫或刺激而出现感觉、运动和反射障碍,特别是出现双下肢的肌力减弱是诊断脊髓型颈椎病的重要依据,可造成偏瘫、截瘫和四肢瘫痪。主要症状表现为:①下肢无力:双腿发紧,抬步有沉重感,渐而出现跛行跌倒、足尖不能离地等。②肢体麻木:由脊髓丘脑束受累所致,出现一侧或双侧上肢麻木、疼痛,双手无力、不灵活,精细动作无法完成。躯干部出现感觉异常,患者感觉在胸部、腹部或双下肢有皮带样的捆绑感,称为"束带感"。③膀胱和直肠功能障碍、性功能减退。

5. 交感神经型颈椎病(sympathetic cervical spondy losis)

交感神经型颈椎病是由于椎间盘退变和节段性不稳定等因素,从而对颈椎周围的交感神经末梢造成刺激,产生交感神经功能紊乱。多数表现为交感神经兴奋症状,少数为交感神经抑制症状。主要症状表现为:①眼睑肌无力,视力不清,流泪和眼前有金星。②头痛、眩晕、枕后痛。③心率改变,心前区不适。④耳鸣、耳聋,眼球震颤,周围血管征等。

6. 混合型颈椎病(mixed cervical spondylosis)

同时患有两种或两种以上的颈椎病即为混合型颈椎病。

二、胸廓出口综合征(thoracic outlet syndrome,TOS)

胸廓出口综合征是胸廓入口的锁骨下血管和臂丛神经受压所产生的一系列上肢血管、神经症状和体征的总称。胸廓出口综合征中神经血管受压常发生在颈腋管的近侧段,可分为前斜角肌综合征、颈肋综合征、胸小肌综合征、肋锁综合征,以及过度外展综合征。临床表现为肩、上肢的疼痛、麻木,甚至肌肉萎缩无力、功能丧失,手部清冷发紫,桡动脉搏动减弱。

第三节　颈部损伤特殊检查

一、颈椎病特殊检查

1. 椎间孔挤压试验(Spurling's test,图 1-15)

诊断:神经根型颈椎病、颈型颈椎病。

患者:坐位,头部偏向患侧。

检查者:站于患者患侧或后方,双手十指交叉按于患者头顶,双肘屈曲,使两前臂贴于患者头颈两侧,双手掌向下按压头顶。

阳性结果:出现头、颈、肩、背痛,或者上肢和手有串痛或麻木感。

原理:头部侧偏并受到挤压时,引起椎间盘和椎间孔受挤压,压迫或刺激神经根,导致神经根分布区域疼痛加重。

注意事项:①颈部避免过度屈曲;②检查过程切忌用力过猛;③患者出现不适,应及时与检查者沟通。

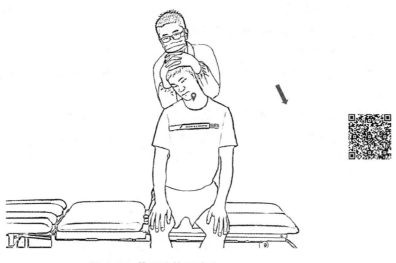

图 1-15 椎间孔挤压试验

2. 头后仰位椎间孔挤压试验(Jackson pressure head test,图 1-16)

诊断:神经根型颈椎病。

患者:坐位,头部处于后伸位。

检查者:站于患者后方,一手扶住患者肩部,一手扶患者头顶并纵向加压。

阳性结果:出现头、颈、肩、背痛,或者上肢和手有串麻感。

原理:压颈时,引起椎间盘受压,压迫或刺激神经根,导致神经根分布区域疼痛加重或有串麻感,可导致症状加重。

注意事项:①避免颈部过度后伸;②检查过程切忌用力过猛;③患者出现不适,应及时与检查者沟通。

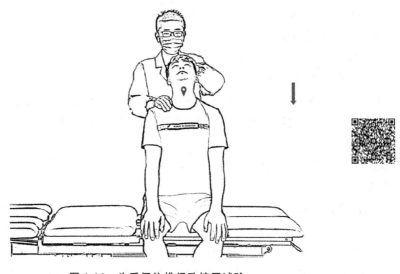

图 1-16 头后仰位椎间孔挤压试验

11

3. 椎间孔分离试验（intervertebral foramen separation test，**图 1-17**）

诊断：神经根型颈椎病、颈型颈椎病。

患者：坐位，头部中立位。

检查者：站于患者后方，两手分别托住患者下颌，并以胸或腹部抵住患者枕部，渐渐向上牵引颈椎。

阳性结果：上肢麻木、疼痛等症状减轻或颈部出现轻松感。

原理：向上牵引颈椎，可逐渐扩大椎间孔，从而缓解上肢麻木、疼痛等症状。

注意事项：①检查过程切忌用力过猛；②患者出现不适，应及时与检查者沟通。

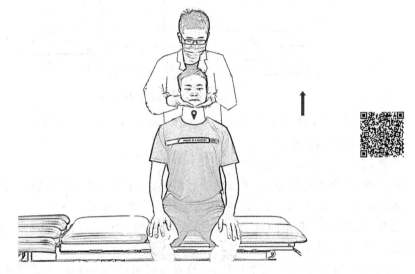

图 1-17　椎间孔分离试验

4. 旋颈试验（revolve-cervix test，**图 1-18**）

诊断：椎动脉型颈椎病。

患者：坐位，头后仰，并主动向左、向右做旋颈动作。

检查者：在患者身侧观察患者动作。

阳性结果：出现头昏、头痛、视力模糊症状，头部停止旋转，症状消失。

原理：转动头部时椎动脉受到扭曲，加重了椎-基底动脉供血不足，头部停止转动，症状亦随即消失。

注意事项：患者旋颈过程中，可能有头昏、视力模糊等症状，应密切观察，注意保护，防止患者跌倒。

5. 臂丛牵拉试验（Eaton test，**图 1-19**）

诊断：神经根型颈椎病。

患者：坐位，头微屈并向健侧屈曲。

检查者：站于患者患侧后方，一手抵住患者头部将其推向健侧，一手握患腕，向相反方向牵拉。

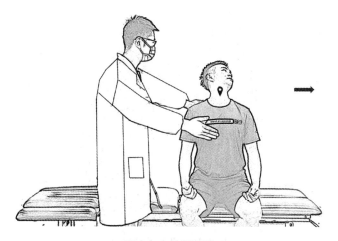

图 1-18　旋颈试验

阳性结果：患肢出现放射痛或麻木等症状。

原理：在患肢相反方向施加外力，使臂丛神经被牵拉，故而刺激受压的神经根。

注意事项：①患者检查前，手臂肌肉放松；②检查过程中，切忌动作用力过猛；③患者出现不适，应及时与检查者沟通。

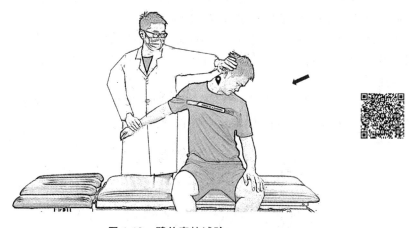

图 1-19　臂丛牵拉试验

6. 举手摸枕试验（hand touch pillow test，**图 1-20**）

诊断：神经根型颈椎病、前斜角肌综合征。

患者：坐位，侧举患侧手臂，摸到枕后。

检查者：观察患者患侧手举起并摸到枕后的动作和表情。

阳性结果：手麻木或手臂疼痛减轻。

原理：由于脊神经通过横突沟下行到臂部，上肢举起时就可以减轻上肢对臂丛神经的挤压，从而缓解症状。

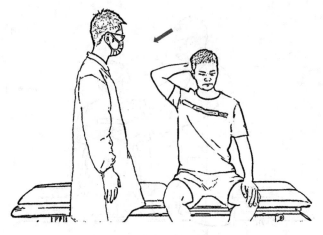

图 1-20　举手摸枕试验

7. 上肢神经张力测试(upper limb nerve tension test,图 1-21)

诊断:神经根型颈椎病、臂丛神经根损伤。

患者:仰卧位。

检查者:站立于患者患侧,先将患者患侧肩关节外展和外旋到额状面后侧方,一只手将患者肩带下压固定,另一只手使患者被动地手肘伸直、前臂旋后、腕关节背伸,以及手指伸直。如果患者承受得住,就要求患者将头转向对侧。

阳性结果:张力慢慢增加时,患者的疼痛增加、感觉异常,或上肢麻木,或左右两侧感觉不同。另外,在患者可忍受的范围内,可以通过比较患者两手肘关节伸直的角度来判断问题的严重性。

原理:做这一系列动作的过程中,会增加臂神经和颈椎硬脊膜的张力,为了进一步增加神经张力,可以指示患者旋转头部、弯曲颈部并深呼吸。

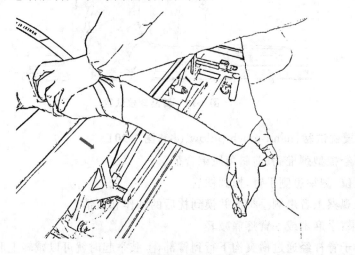

图 1-21　上肢神经张力测试

8．低头屈颈触电样征(Lhermitte's sign,**图 1-22**)

诊断:脊髓型颈椎病。

患者:坐位,前屈颈部。

检查者:观察患者表情和动作的规范性。

阳性结果:出现短暂电击样感觉异常或疼痛。

原理:前屈颈部,使椎管横截面积减少,若此时脊髓由于椎间盘的突出受到压迫,则该动作会使脊髓压迫加剧,阳性症状加强。

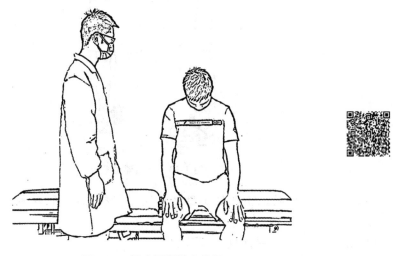

图 1-22　低头屈颈触电样征

9．闭目难立征(Romberg's sign,**图 1-23**)

诊断:脊髓型颈椎病。

患者:站立位,双足并拢站立,双手向前平伸,然后闭目。

检查者:观察患者睁眼与闭眼时的表现。

阳性结果:闭目后站立不稳,但睁眼时能保持稳定的站立姿势。

原理:人的平衡感由视觉(可用于监测和调整身体姿势的变化)、前庭(知道自己头部在空间中位置的能力)和本体感觉(知道自己在空间中的身体位置的能力)组成。小脑维持躯体平衡,保证随意运动的准确性。当把眼睛闭上之后,就只剩下前庭来感知头部的空间位置,假如薄束、楔束受到损伤,加上没有眼睛的监控,就容易摔倒。所以闭目难立征阳性的病人要高度怀疑薄束、楔束的损伤。

注意事项:①检查前,应排除下肢疾患或其他可能影响正常站立的因素,以避免影响检查结果。②密切观察,注意保护患者,防止跌倒。

10．上肢锥体束征(Hoffmann's sign,**图 1-24**)

诊断:脊髓型颈椎病。

患者:坐位或站立位。

检查者:面对患者站立,用左手托住患者患侧腕部,使腕关节背伸,以右手的食、中两指

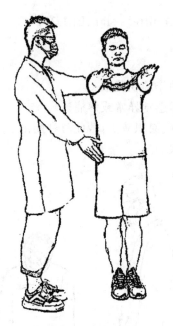

图 1-23　闭目难立征

夹住患者的中指中节,其他指各处于自然放松半屈状态,然后以拇指迅速弹刮患者中指指甲。

阳性结果:出现其他各指的掌屈运动。

原理:当中指指甲被弹拨时,中指指深屈肌受到快速牵拉,肌肉内的牵张感受器肌梭感受刺激并通过传入神经将刺激传入脊髓灰质,灰质内的 α 细胞发放冲动通过传出神经到达指深屈肌。在正常情况下,由于存在上位神经元的调节,上述过程一般并不引起肌肉收缩,一旦大脑皮层运动区或锥体束发生病损,来自上位神经元的抑制减弱或消失,则可引起指深屈肌收缩。

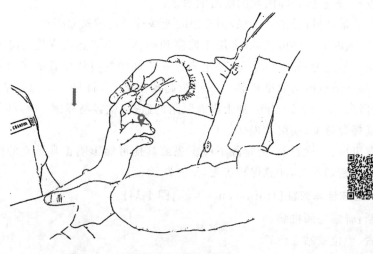

图 1-24　上肢锥体束(霍夫曼)征

11. 巴宾斯基征(Babinski's sign,**图 1-25**)

诊断:脊髓型颈椎病、锥体束损伤。

患者:仰卧位,髋、膝关节伸直。

检查者:站立于患者患侧,一手握患者踝上部固定小腿,一手持钝尖的金属棒自患者足底外侧从后向前快速轻划至小趾根部,再转向拇趾侧。

阳性结果:出现拇趾背屈,其余四趾呈扇形分开。

原理:脊髓失去大脑皮质运动区的控制时,出现一种特殊的脊髓反射。成人的脊髓是在大脑皮质运动区控制下活动的,正常时这一反射被抑制而无法表现出来,一旦锥体系或锥体外系受到损伤而失去这种抑制,就会出现巴宾斯基征。

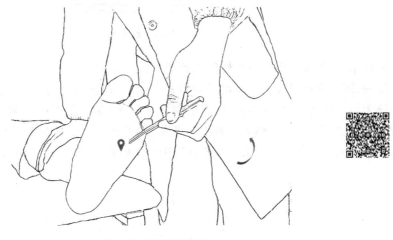

图 1-25　巴宾斯基征

12. 髌阵挛(patellar clonus,**图 1-26**)

诊断:脊髓型颈椎病、锥体束损伤。

患者:仰卧位,放松腿部肌肉,充分暴露膝关节上下的皮肤表面。

检查者:站立于患者患侧,用左手虎口部位卡住患者髌骨上方,再用一定推力快速向上、向下反复推挤髌骨数次。先对右腿进行检查,后对左腿进行检查。

阳性结果:髌骨随股四头肌的节律性收缩出现上下活动。

原理:髌阵挛是腱反射高度增强的指征,可发生在任何有腱反射增强的场合,也包括神经系统无器质性病变时。在神经官能症和全身生理反射亢进时的阵挛和器质性病变的阵挛不同,前者通常不恒定,两侧表现程度一般相等,不伴有器质性症状。有器质性疾病时两侧反射可对称或不对称。神经根或脊髓灰质中的反射弧损坏,或者一侧反射增强,说明锥体束受损。

13. 踝阵挛(ankle clonus,**图 1-27**)

诊断:脊髓型颈椎病、锥体束损伤。

患者:仰卧位,下肢伸直位放松。

检查者:站立于患者患侧,一手持患者小腿,使髋关节和膝关节微屈,另一手持住患者足的远端,用力使踝关节背屈。

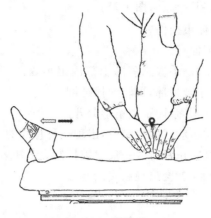

图 1-26　髌阵挛

阳性结果:踝关节出现节律性伸屈运动,大于 3 次。

原理:踝阵挛是腱反射高度增强的指征,可发生在任何有腱反射增强的场合,也包括神经系统无器质性病变时。在神经官能症和全身生理反射亢进时的阵挛和器质性病变的阵挛不同,前者通常不恒定,两侧表现程度一般相等,不伴有器质性症状。有器质性疾病时两侧反射可对称或不对称。神经根或脊髓灰质中的反射弧损坏,或者一侧反射增强,说明锥体束受损。

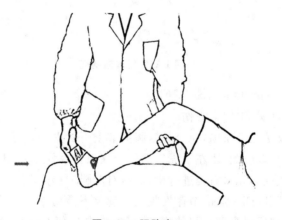

图 1-27　踝阵挛

14. 头过伸过屈试验(head hyperextension and hyperflexion test,图 1-28)

诊断:脊髓型颈椎病。

患者:坐位,并使头部处在极度的过伸位置或者过屈位置。

检查者:观察患者动作幅度和面部表情。

阳性结果:出现肩背、上肢或者下肢麻木、沉重、酸胀或加重。

原理:前屈或后伸颈部,使椎管横截面积减少,若此时脊髓已由于椎间盘的突出受到压迫,则该动作会使脊髓压迫加剧,阳性症状加强。

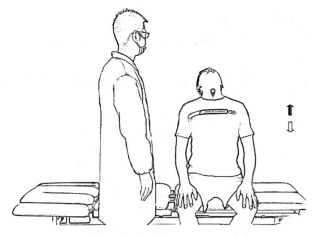

图 1-28 头过伸过屈试验

15. 下肢肌张力试验(lower limb muscle tension test,**图 1-29**)

诊断:脊髓型颈椎病。

患者:仰卧位,伸髋伸膝。

检查者:一手扶住患者髌骨,另一手掌紧贴足底,使患者踝关节被动屈曲。

阳性结果:在被动屈曲的过程中有阻挡感或屈曲受限。此试验需要重复进行。

原理:脊髓受到压迫,上运动神经元损伤导致被动运动时诱发牵张反射,对被动运动产生抵抗。

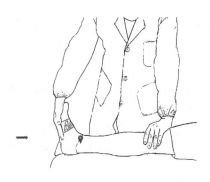

图 1-29 下肢肌张力试验

16. 坐位硬脊膜牵拉试验(slump test,**图 1-30**)

诊断:神经根型颈椎病、神经根型腰椎病。

患者:坐于床边。

检查者:托住患者下颌,使其颈椎保持在伸直位,嘱咐患者逐渐向前屈曲胸椎;然后使患者向前屈颈,在患者枕部轻轻施加压力,以增加弯曲度;最后伸直患者的膝关节,并使踝关节背伸。

阳性结果:检查者观察患者在完成以上动作时,有环节出现疼痛不适即为阳性,不适出现时即刻停止试验,可判断病症节段。

原理:该系列动作的完成可增加神经根的硬膜张力,若神经根受到挤压,则动作过程会产生疼痛不适。

注意事项:①阳性症状出现即刻停止试验,避免加重损伤;②动作过程轻柔缓慢。

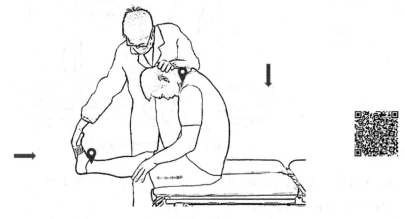

图 1-30　坐位硬脊膜牵拉试验

二、胸廓出口综合征特殊检查

1. 斜角肌挤压试验(Adson test,**图 1-31**)

诊断:胸廓出口综合征。

患者:坐位,双手置于腿上。头转向患侧,下颌抬起,颈后伸,做深吸气后屏住呼吸;或者仰首转向患侧,上肢外展 30°,略后伸,深吸气后屏住呼吸。

检查者:触摸患者桡动脉搏动。

阳性结果:患侧桡动脉搏动显著减弱或完全消失,而健侧搏动正常或仅稍减弱。头转向患侧,出现阳性症状为前斜角肌卡压;头转向健侧,出现阳性症状为中斜角肌卡压。

原理:臂丛神经和锁骨下动脉从前斜角肌和中斜角肌之间穿过,肩关节外展、外旋,使锁骨下神经血管颈束压向胸小肌止点下方和肋锁间隙处,转头后伸动作牵拉斜角肌,桡动脉搏动减弱或消失,提示血管受挤压。

2. 过度外展试验(Wright test,**图 1-32**)

诊断:胸廓出口综合征。

患者:坐位、挺胸。

检查者:一只手触摸患者腕部桡动脉搏动后,另一只手慢慢引导患肢外展 90°～100°,屈肘 90°,前臂旋后。

阳性结果:桡动脉搏动消失或减弱。

原理:肩关节外展、外旋,使锁骨下神经血管颈束压向胸小肌止点下方和肋锁间隙处,导致血管受挤压。

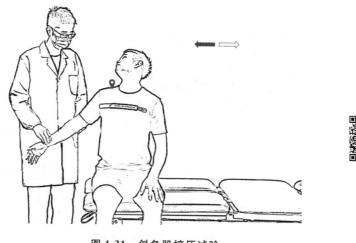

图 1-31 斜角肌挤压试验

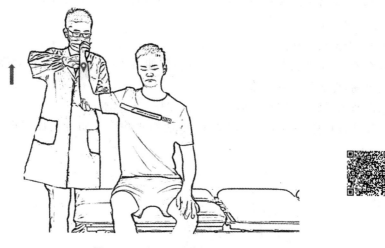

图 1-32 过度外展试验

3. 上臂缺血试验(Roos test,图 1-33)

诊断:胸廓出口综合征。

患者:站立位,挺胸,双肩关节外展 90°,外旋,肘关节屈曲 90°,掌心向前,重复握拳展开动作,频率稳定在 1 次/s,维持 3 min。

检查者:记录患者试验持续时间。

阳性结果:手臂疼痛、沉重或严重无力,或手麻木和刺痛。轻微的疲劳和不适一般认为是阴性。

原理:肩关节外旋、外展,使锁骨下神经血管颈束压向胸小肌止点下方和肋锁间隙处,导致血管受挤压,供血不足。

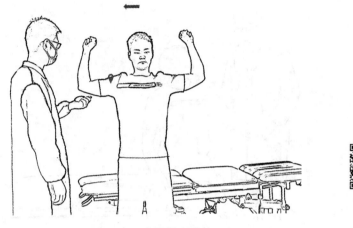

图 1-33　上臂缺血试验

4. 肋锁骨间症状测试(costoclavicular syndromet test,**图 1-34**)

诊断:胸廓出口综合征。

患者:坐位或站立位。

检查者:①站在患者身后,令患者肩关节伸展 10°~20°,触摸双侧桡动脉搏动。②令患者突然挺胸,再次触摸桡动脉。

阳性结果:触诊到的脉搏消失和(或)合并上肢麻木。

原理:肋锁间隙狭窄,肩后伸牵拉时,使锁骨和第一肋骨更加靠近,导致锁骨下血管受挤压。

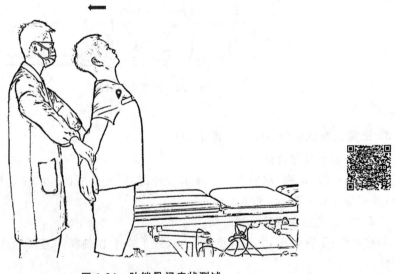

图 1-34　肋锁骨间症状测试

5. 被动托肩试验(shoulder girdle passive elevation,**图 1-35**)

诊断:胸廓出口综合征。

患者:站位或坐位,双手交叉贴在胸前。

检查者:站立于患者身后,抓住患者的肘部,被动地将肩关节向前上运动然后维持此姿势 30 秒。

阳性结果:皮肤颜色变红,手温升高;发绀和静脉充血减轻;电击样感觉减轻。

原理:该姿势下,可将肋骨和锁骨之间的空间变大,改善动脉、静脉或神经的压迫症状。

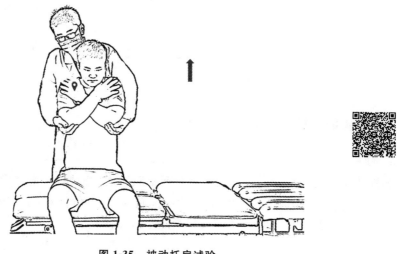

图 1-35 被动托肩试验

第二章 腰骶部损伤与特殊检查

第一节 腰骶部解剖学基础

一、腰骶部骨结构

1. 腰椎

腰椎共有5块(图2-1),腰椎的椎体较颈椎和胸椎大而厚,呈横肾形。棘突为长方形的扁骨板,水平伸向后方,上、下缘略肥厚,后缘钝圆,有时下角分叉,相邻棘突间间隙宽。上、下关节突关节面近似矢状面,上关节突后缘隆起为乳突。

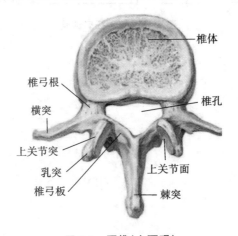

椎体

椎弓根

横突

椎孔

上关节突

乳突

上关节面

椎弓板

棘突

图2-1 腰椎(上面观)

2. 骶骨

骶骨由5块骶椎融合而成(图2-2),呈倒三角形,上部为底,尖向下,底的前缘中部向前突出为骶骨岬。骶骨前面凹而光滑,有4对骶前孔,后面粗糙,有4对骶后孔,均与骶管相通,分别有骶神经前、后支通过;骶骨两侧有耳状面,与髂骨耳状面构成骶髂关节。

3. 骶髂关节

骶髂关节由骶骨和髂骨的耳状面构成(图2-3),分为左骶髂关节与右骶髂关节。骶髂关节的关节面凹凸不平,彼此对合非常紧密,属平面关节。关节囊紧张,紧贴于关节面周缘,其周围有关节前、后面的骶髂前、后韧带和连于骶粗隆和髂粗隆之间的骶髂骨间韧带

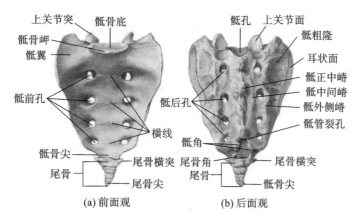

图 2-2　骶骨

加强,故关节腔狭小,呈裂隙状。因而骶髂关节活动度很小,稳固性强,有利于支持体重和传递重力。老年人群部分关节面融合,故骶髂关节活动基本消失;妊娠妇女的骶髂关节活动度略大。

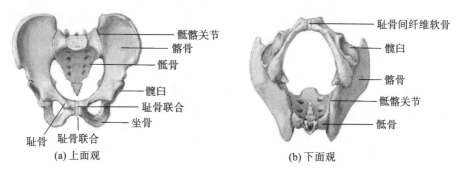

图 2-3　骶髂关节

二、骶髂关节韧带

1. 骶髂骨间韧带

骶髂骨间韧带是填充骶骨与髂骨关节之间的后方与上方不规则间隙的主要连接结构(图 2-4)。表浅部被骶髂后长、短韧带覆盖;深部韧带自骶骨耳状面后切迹移行到髂结节,被一个更浅表的纤维层覆盖,此纤维层在骶骨耳状面后部与骶结节韧带的边缘相连接,防止骶髂关节分离,保护骶髂关节的锁扣机制。

2. 骶髂前韧带

骶髂前韧带为宽薄的纤维束(图 2-4),是骶髂关节囊前方增厚的部分,内侧起自骶骨外侧,向外止于髂骨耳状面的前缘和耳前沟。其仅在关节上部存在,具有防止髂骨外旋的作用。

3. 骶髂后韧带

骶髂后韧带为坚强的纤维束(图 2-4),加强关节后部,分为长、短两部。短部起自髂粗隆和髂骨耳状面后部及髂后上棘,止于骶外侧嵴和骶中间嵴,起稳定骶髂关节的作用;长部位于骶髂后短韧带的浅层,起自髂后上棘到第 2~4 骶椎的关节突连线,向内止于腰背筋膜,向外止于骶结节韧带,起稳定骶髂关节的作用。

4. 骶结节韧带

骶结节韧带位于骨盆后方(图 2-4),强韧而宽阔,呈扇形,起自髂后上棘和骶、尾骨的后外侧,纤维斜向外下。骶结节韧带的底部与髂后上棘广泛结合,部分与骶髂后韧带混合,横行至骶结节下部和低位骶骨外侧边缘及尾骨上部,其斜行纤维向外侧下行,汇合形成一厚而窄的带,下部再加宽,止于坐骨结节内侧缘。该韧带作为骨盆出口的后外侧界,亦作为坐骨小孔的下界。

5. 骶棘韧带

骶棘韧带位于骶结节韧带的前方(图 2-4),较薄,呈三角形,起于骶骨下端及尾骨的外侧缘,向外与骶结节韧带交叉后止于坐骨棘。此韧带介于坐骨大、小孔之间,作为二孔之界,位于骶结节韧带的深面。骶棘韧带前部为肌性,与尾骨肌相连,通常认为是尾骨肌退化的部分。骶结节韧带及骶棘韧带使骶骨稳定于坐骨结节及坐骨棘上,防止骶骨在髂骨上向后旋转。

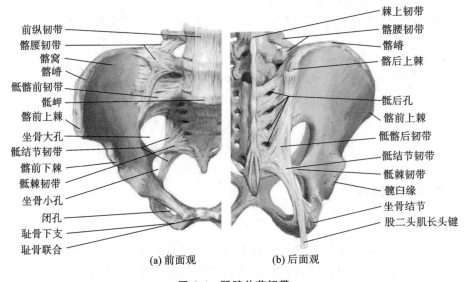

图 2-4　骶髂关节韧带

三、腰部肌肉

髂腰肌由腰大肌和髂肌组成(图 2-5)。腰大肌浅部起自第 12 胸椎、第 1~4 腰椎椎骨,也包括它们之间的椎间盘,深部起自第 5 腰椎体侧面和横突;髂肌起自髂窝,呈扇形;两肌向下汇合,经腹股沟韧带深面和髋关节的前内侧走形,远端附着于股骨小转子,受脊神经腰丛的肌支支配。近固定时,参与髋关节前屈和旋外动作;远固定时,参与躯干前屈动作。

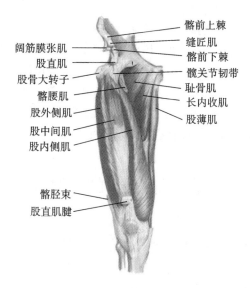

图 2-5 髂腰肌

第二节 腰骶部损伤

一、**腰椎间盘突出症**(lumbar disc herniation)

腰椎活动度较大,脊柱做各种方向活动时对下位椎间盘,尤其是纤维环的牵拉力最大,骶椎是固定的,并不参与脊柱活动,脊柱活动时骶椎不产生相应的协调缓冲动作,脊柱上位各节段的活动最终均集中在最下方的 2 个活动节上,这 2 个活动节承受的压力最大。因此,腰椎间盘突出多发生于 L4~5 椎间盘,L5~S1 次之,极少部分发生于 L3~4 以上的椎间盘,2 个椎间盘同时发病者较少。腰椎间盘突出症多数表现出腰痛、马尾神经痛和下肢神经疼痛症状。

腰椎间盘突出症在举重、跨栏、投掷及体操运动员中多见。大部分运动员是在进行大力量的负荷练习中受伤,也有一部分是在超负荷或比较疲劳的情况下,因动作模式错误或腰椎稳定性下降而受伤,其中有因专项特点,局部负担过重,长期积累而逐步形成的。

二、**骶髂关节损伤**(sacroiliac joint injury)

骶髂关节损伤是指骶髂关节活动异常、关节面位置发生改变,导致周围组织受到挤压而出现的局部疼痛现象。骶髂关节损伤的原因多种多样,常伴有外伤史。例如:弯腰拾取重物导致骶髂关节扭伤,突然跌倒引起骶髂关节的关节囊、周围韧带和肌肉损伤,跳跃、坠落也可引起骶髂关节损伤或错位等;妇女妊娠期和产后,因内分泌的作用(产生松弛素),骶髂关节松弛,此时受到扭转、牵拉、碰撞或滑跌等易引起骶髂关节损伤或错位;严重的骶髂关节错位可使关节周围的肌肉、韧带等产生撕裂,造成关节的稳定性降低,而负重或活动时又会加重错位的程度,但轻微的错位有自行恢复的可能。

人体承受压力、传递重力以及缓冲支撑反作用力的主要部位是骶髂关节的纤维部,该部位除了人体在卧位状态外,经常处于重压之下,易于损伤,一旦骶髂关节纤维部损伤,滑膜联结就难以维持关节的完整性。骶髂关节损伤临床表现主要有:骶髂关节疼痛,常放射到臀部和股外侧,甚至放射到小腿外侧,可伴有患侧竖脊肌痉挛;跛行,患肢不敢负重、坐凳子;髋外展肌肌力减弱。在体育运动中,常见于篮球、排球、跳远、跳高运动员。

第三节　腰骶部的特殊检查

1. 腰部过伸试验(waist hyperextension test,**图 2-6**)

诊断:腰椎峡部裂。

患者:俯卧位,双下肢伸直放松。

检查者:一手将患者双腿向上提起,离开床面,另一手向下按压患者腰部。

阳性结果:出现疼痛。

原理:腰椎峡部裂患者在完成该动作时,对椎管内神经产生牵拉,引发疼痛。

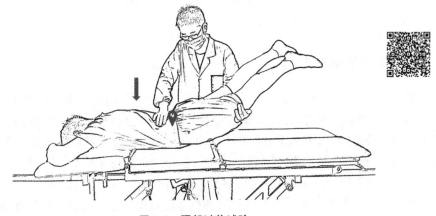

图 2-6　腰部过伸试验

2. 直腿抬高试验(Lasegue test,**图 2-7**)

诊断:腰椎间盘突出症、腘绳肌紧张、梨状肌综合征、髋关节病变、骶髂关节病变。

患者:仰卧位,双下肢伸直放松。

检查者:一手扶住患者膝部,使其膝关节伸直,另一手握住踝部并徐徐将之抬高,直至患者产生下肢放射痛为止,记录此时下肢与床面的角度。

阳性结果:直腿抬高不足 70°时出现疼痛,疼痛可放射至大腿后方、小腿外侧乃至足背、足跟,或原有放射痛加剧。在出现症状后,略减小角度,并使踝关节背伸,则症状重现。

原理:下肢抬高超过 30°即可引起神经根的牵拉或向下移动,尤其是 L5 神经根,当抬高角度超过 60°时,L5 神经根所受拉力达到最大,并足以使其在椎管内向下移动,当 L4、L5 椎间盘突出时,会压迫刺激神经根。

注意事项:在进行直腿抬高试验时,应注意两侧对比,先进行健侧试验,关注其活动范围,再与患侧对比。

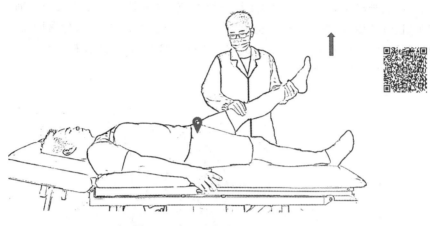

图 2-7　直腿抬高试验

3. 屈颈试验(Linder test,**图 2-8**)

诊断:腰椎间盘突出症。

患者:仰卧位,双下肢伸直放松。

检查者:一手托于患者枕部,另一手按于患者胸前(胸骨角下方),徐徐将患者颈部屈曲。

阳性结果:引发患者腰痛及下肢放射痛。

原理:屈颈使枕部离开床面,可令脊髓上升 2 cm 左右,并使硬脊膜及神经根受到牵拉,加重了已经发生病变的神经根的紧张程度,导致下肢出现放射性痛。

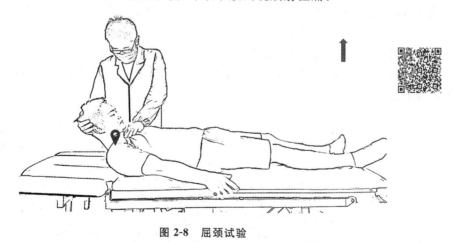

图 2-8　屈颈试验

4. 股神经牵拉试验(tension test of femoral nerve,**图 2-9**)

诊断:高位腰椎间盘突出。

患者:俯卧位,患侧膝关节伸直。

检查者:一手固定患者骨盆,另一手握患肢小腿下端,使膝关节伸直或屈曲,将大腿强力后伸。

阳性结果:出现大腿前方放射样疼痛。

原理:股神经主要由 L2、L3、L4 神经根组成,由腹股沟下行至大腿的前内侧,肌支支配股四头肌、缝匠肌等,皮支支配大腿前方、前内方和小腿前内侧等;骨盆固定后,大腿后伸时,股神经紧张性增高,若 L1~2、L2~3、L3~4 椎间盘突出,导致股神经卡压,该检查动作会进一步加重股神经所受刺激。

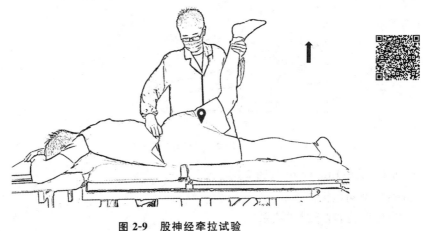

图 2-9　股神经牵拉试验

5. 仰卧挺腹试验(test of supinating and throwing out one's belly,**图 2-10**)

诊断:神经根周围损伤和无菌性炎症。

患者:仰卧位。

检查者:站立患者身侧,嘱咐患者双手放在腹部或身体两侧,以头枕部和双足跟为着力点,将腹部及骨盆用力向上挺起。

阳性结果:出现腰痛及患侧放射性腿痛。

原理:利用腹部和骨盆的挺起,使椎管内压力增加,牵拉刺激受损的神经根而引出腰痛或下肢放射痛。

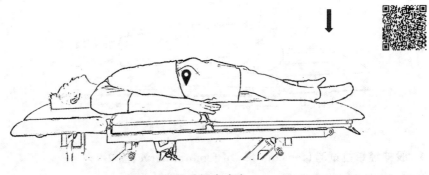

图 2-10　仰卧挺腹试验

6. 拾物试验（pick-up test，**图 2-11**）

诊断：脊柱功能障碍。

患者：站立位。

检查者：嘱咐患者拾起地上物品。

阳性结果：脊椎正常者可两膝伸直，腰部自然弯曲，俯身将物品拾起；如患者先以一手扶膝蹲下，腰部挺直地用手接近物品，屈膝屈髋而不弯腰地将物拾起，即为拾物试验阳性。

原理：胸腰椎、腰椎或者腰骶椎病变或其他症状导致脊柱功能障碍时，会出现脊柱无法弯曲或者弯曲时产生疼痛，在拾物过程中为避免弯腰，会屈髋屈膝进行代偿。

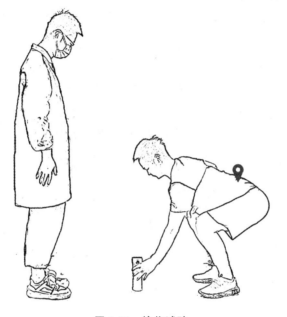

图 2-11　拾物试验

7. 屈膝屈髋试验（knee and hip flexion test，**图 2-12**）

诊断：腰肌劳损，腰椎间关节或腰骶关节或骶髂关节病变。

患者：仰卧位，双腿靠拢，并尽量屈曲髋、膝关节。

检查者：站立于检查床侧方，两手分别置于患者膝关节和踝关节处，施力使髋、膝关节尽量屈曲，使臀部离开床面，腰部被动前屈。

阳性结果：腰骶部发生疼痛。

原理：屈膝屈髋动作可最大限度拉伸伸肌，增加腰骶关节、髋关节活动度。

8. 床边试验（Gaenslen test，**图 2-13**）

诊断：骶髂关节疾病。

患者：仰卧位，患侧靠床边，健侧腿屈膝屈髋，并用双臂向胸口抱紧固定，患侧悬垂于床边。

检查者：一手按住患者健侧膝关节，稳定骨盆和脊柱，另一手将垂于床旁的患侧下肢向地面方向加压，使髋关节过伸。

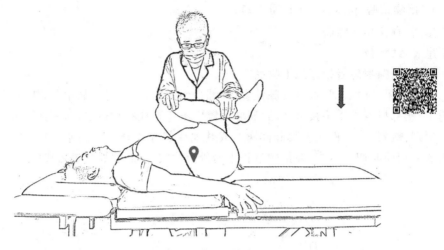

图 2-12　屈膝屈髋试验

阳性结果:同侧骶髂关节疼痛。

原理:该动作会使骨盆受到前后转向的力,压迫骶髂关节,引发疼痛。

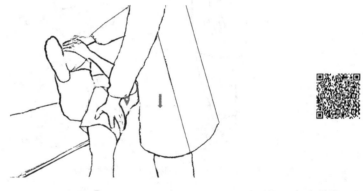

图 2-13　床边试验

9. 4 字试验(Fabere /Patrick test,**图 2-14**)

诊断:腰骶关节病、髋关节病变。

患者:仰卧位,一侧下肢伸直,另一侧下肢以"4"字姿势放在伸直下肢近膝关节处。

检查者:站立于患者身侧,用一只手垂直向下按压屈曲的膝关节,另一只手按压对侧髂嵴。

阳性结果:该动作诱发骶髂关节疼痛,则提示骶髂关节病变,仅在压迫同侧膝关节时疼痛,则提示髋关节病变。

原理:大腿外展、外旋时,髂骨上部被大腿前侧和内侧肌群牵拉而产生扭转并向外分离产生疼痛。

10. 单腿后伸试验(Yeoman test,**图 2-15**)

诊断:骶髂关节病变。

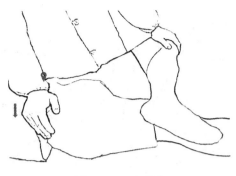

图 2-14　4 字实验

患者:俯卧位,患侧屈膝至 90°。

检查者:一只手压住患者患侧骶髂关节,另一只手向上提起患侧小腿,使患肢髋关节过伸,两侧对比检查。

阳性结果:骶髂关节处疼痛。

原理:俯卧位时,对侧腿相对固定,此时固定骨盆并将患侧小腿上提,使骨盆横轴产生扭转力,挤压骶髂关节,如果存在骶髂关节病变,则会引发疼痛。

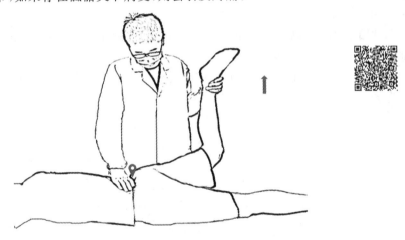

图 2-15　单腿后伸试验

11. 斜扳试验(oblique pull test,**图 2-16**)

诊断:骶髂关节病变。

患者:仰卧位,患侧腿屈髋、屈膝 90°,髋关节内收内旋,另一只腿伸直。

检查者:站立于患者患侧,一只手扶住患侧屈曲的膝部,另一手按住同侧肩部。扶住膝部的手推患侧腿使其内收,并使该侧的髋关节内旋。

阳性结果:骶髂关节发生疼痛。

原理:仰卧位,对侧腿伸直,患侧腿屈髋屈膝内旋的姿势会使病变骶髂关节受到扭转力,诱发疼痛。

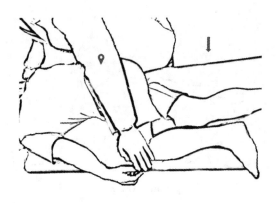

图 2-16　斜扳试验

12. 直腿抬高对抗试验（Stinchfield test，**图 2-17**）

诊断：骶髂关节病变、髋关节病变。

患者：仰卧位，双下肢伸直放松。

检查者：站立于患者患侧，将手置于患侧小腿远端，叮嘱患者抗阻力屈髋 20°～30°，膝关节始终保持伸直位。

阳性结果：①髋部后侧疼痛或者腹股沟区疼痛，提示髋关节病变；②髋后侧疼痛或者腰背部疼痛，提示骶髂关节病变。

原理：下肢伸直，抗阻力屈髋时会使髋关节、骶髂关节和腰部脊柱压力增大，导致病变处产生疼痛。

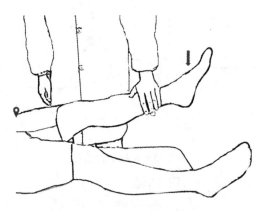

图 2-17　直腿抬高对抗试验

第三章　肩关节部损伤与特殊检查

第一节　肩关节解剖学基础

一、肩关节骨结构

1. 肩胛骨

肩胛骨贴于胸廓后上方,为三角形扁骨,底部朝上,顶部朝下,可分为两个面、三个缘和三个角。两个面为背侧面和腹侧面,背侧面有一横嵴,为肩胛冈,将背侧面分为冈上窝和冈下窝;肩胛冈向外侧延伸为肩峰,肩峰处的肩峰关节面与锁骨肩峰端小关节面相关节,构成肩锁关节;腹侧面为肩胛下窝。三条缘为内侧缘、外侧缘和上缘,上缘有肩胛切迹,切迹外侧突起为喙突。三个角为外侧角、上角和下角,外侧角有一朝向外侧的浅窝,为关节盂,与肱骨头构成肩关节,关节盂上、下方各有一粗糙隆起,称为盂上结节和盂下结节。

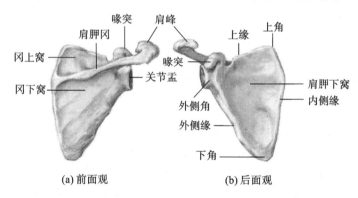

(a) 前面观　　　　　　　　　　(b) 后面观

图 3-1　肩胛骨

2. 肱骨

肱骨为上臂骨,分为一体两端(图 3-2)。上端粗大,有朝向上后内方的半球形肱骨头,与肩胛骨关节盂构成肩关节。肱骨头周围有一环状浅沟,称为肱骨解剖颈;肱骨头的外侧有结节状隆起,称为肱骨大结节;肱骨头前下方有肱骨小结节。

肱骨体上部为圆柱形,下部为三棱柱形。肱骨体中部外侧面有一呈"V"字形的三角肌粗隆,为三角肌止点附着处;肱骨体的后方中部有一自上内侧向下外侧的浅沟,为桡神经沟,有桡神经经过。

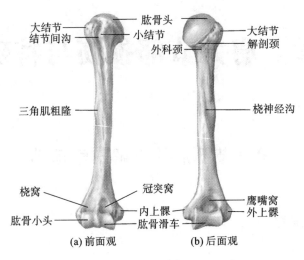

大结节
结节间沟
肱骨头
小结节
外科颈

大结节
解剖颈

三角肌粗隆

桡神经沟

桡窝
肱骨小头
冠突窝
内上髁
肱骨滑车

鹰嘴窝
外上髁

(a) 前面观　　　　(b) 后面观

图 3-2　肱骨

　　肱骨下端膨大,前后扁而略向前卷曲。外侧较小,呈半球形,为肱骨小头,与桡骨头上面的关节凹相关节,肱骨小头上方有桡窝,屈肘时容纳桡骨头。内侧较大,为一滑车状关节面,故名肱骨滑车,与尺骨滑车切迹相关节;肱骨下端前面,滑车上方有一冠突窝,屈肘时容纳尺骨的冠突,下端后面在滑车上方有一深窝叫鹰嘴窝,伸肘时容纳尺骨的鹰嘴突。下端的两侧面各有一结节样隆起,分别为内上髁和外上髁。内上髁大而明显突出,后有一纵行浅沟,尺神经从此处通过,故名尺神经沟。

3. 锁骨

　　锁骨左右两侧各一,呈横"S"字形,分为一体两端。内侧端有胸骨关节面与胸骨柄相关节,外侧端有肩峰关节面与肩胛骨肩峰相关节。

4. 肩关节

　　广义的肩关节是指盂肱关节、肩峰下关节、肩胛胸壁间连结、喙锁连接、肩锁关节及胸锁关节 6 个部分构成的关节复合体,前三者是肩关节复合体的主要运动部分,后三者属于微动部分。狭义的肩关节是指盂肱关节。肩关节囊壁较松弛且富有弹性,在前、后部及腋部形成皱襞,使肩关节保持了最大的活动范围。肩关节不稳定通常是指盂肱关节的失稳。

　　1)盂肱关节

　　盂肱关节是肱骨头与肩胛骨关节盂构成的球窝关节(图 3-3),关节盂小而浅,关节头大,关节盂仅能容纳关节头的 1/4～1/3,关节盂周围有纤维软骨构成的盂唇,能加深关节盂。肩关节囊松弛,关节腔较大,稳固性差。关节囊内有肱二头肌长头腱通过。关节囊上部、后部和前部有肌腱纤维加固,关节囊前下部没有肌腱加强,因此薄弱,易脱位。

　　2)肩锁关节

　　肩锁关节为锁骨肩峰端与肩胛骨肩峰相关节(图 3-3),是肩胛骨活动的支点。肩锁关节活动范围很小,属于微动关节。

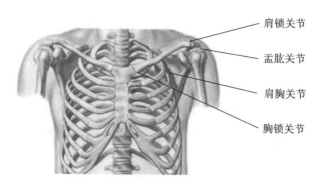

图 3-3　肩关节

3）胸锁关节

胸锁关节是上肢骨与躯干骨的唯一关节（图 3-4），由胸骨柄的锁切迹和第一肋软骨上面与锁骨的胸骨端相关节，关节囊内由纤维软骨构成关节盘，关节囊外由相关韧带加强关节。正常情况下，胸锁关节可绕矢状轴做上抬、下压运动，绕垂直轴做前伸、后缩运动，绕额状轴做环转运动。

4）肩胛胸壁间连结

肩胛胸壁间连结是肩胛骨与胸壁之间的连接（图 3-3），也叫肩胸关节。肩胸关节无关节面、关节囊和关节软骨等结构，从结构来说不具备关节的构造，肩胛骨可相对于胸廓后壁做上提、下降、外展、内收、上回旋和下回旋运动。

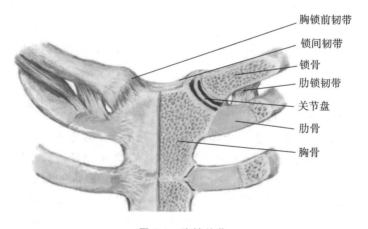

图 3-4　胸锁关节

二、肩关节韧带

1. 喙肱韧带

肩关节囊上壁有喙肱韧带，为一坚韧的纤维束（图 3-5），起于喙突根部斜向外下方，至肱骨大结节前面，与冈上肌腱交织在一起融入关节囊的纤维层，可使肱骨头不至于往上脱位，并限制肱骨向外侧旋转。

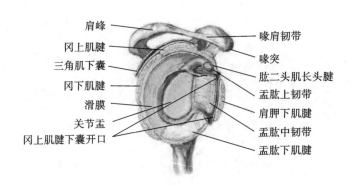

肩峰
冈上肌腱
三角肌下囊
冈下肌腱
滑膜
关节盂
冈上肌腱下囊开口

喙肩韧带
喙突
肱二头肌长头腱
盂肱上韧带
肩胛下肌腱
盂肱中韧带
盂肱下肌腱

图 3-5　喙肱韧带和盂肱韧带

2. 盂肱韧带

盂肱韧带位于关节囊前壁内面,可分为上、中、下三部(图 3-5)。上部起自喙突根部附近的关节盂边缘,斜向外下方,止于肱骨小结节上方。中部连接关节盂前缘与肱骨小结节,该部缺如(约占 16％)时,关节囊的前下壁形成薄弱点,导致肩关节在此处易发生脱位。下部起自关节盂下缘,斜向外下方,到达肱骨解剖颈的下部。故该韧带有加强关节囊前壁的作用。

3. 肱骨横韧带

肱骨横韧带为肱骨的固有韧带,连于肱骨大、小结节之间,与结节间沟共同围成一管,肱二头肌长头肌腱通过其内,并受其约束。

4. 肩锁韧带

肩锁韧带为关节囊上部增厚的部分,呈长方形,连接锁骨肩峰端与肩峰上面。

5. 喙锁韧带

喙锁韧带为一强韧的纤维束(图 3-6),连于锁骨下面喙突粗隆与肩胛骨喙突之间,有固定关节的作用,还能防止锁骨滑脱,可分成内外两个部分,即斜方韧带和锥状韧带。斜方韧带居前外侧,较薄,呈斜方形,连于锁骨喙突粗隆与肩胛骨喙突之间,其前部游离,而底部与喙肩韧带相接;后缘较短,与锥状韧带的后外侧部相邻,防止锁骨的肩峰端向前方移位。锥状韧带居斜方韧带的后内侧,呈锥状,较肥厚,其底部与锁骨下面的后缘相接,尖端连于喙突根部的内侧缘与后缘,并有一部分纤维与肩胛上横韧带相愈合;防止锁骨的肩峰端向后方移位,维持肩胛骨与锁骨间的恒定关系,保证肩锁关节在垂直方向上的稳定。

6. 胸锁前韧带

胸锁前韧带位于关节囊前面(图 3-7),比较宽阔。上方纤维起自锁骨胸骨端的前上部,斜向内下方,止于胸骨柄前上部及第 1 肋软骨。

7. 锁间韧带

锁间韧带横过胸骨柄颈静脉切迹(图 3-7),连接两侧锁骨胸骨端上缘。此韧带向下发出一些纤维束,与胸骨柄上缘相连,向上方移行于颈深筋膜。锁间韧带具有防止锁骨下降的作用。

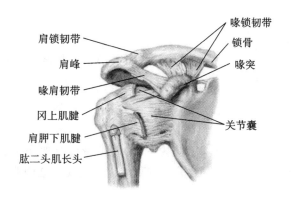

图 3-6　喙锁韧带

8. 肋锁韧带

肋锁韧带为强韧的纤维组织(图 3-7),上方起自锁骨内侧端的肋粗隆,向下止于第 1 肋骨和肋软骨。可分为前后两层,前层向外上方,后层向内上方,两层之间夹有黏液囊;两层于外侧部相愈合,内侧部则与胸锁关节囊相连。该韧带有限制锁骨内侧端上提、加强关节囊下部、维持胸锁关节稳定性的作用。

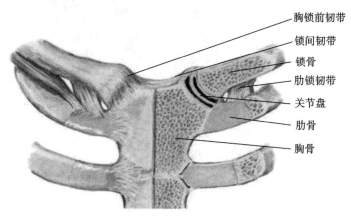

图 3-7　胸锁前韧带、锁间韧带、肋锁韧带

9. 胸锁后韧带

胸锁后韧带较前韧带薄而紧张,位于关节囊后方。上方起自锁骨胸骨端后面,斜向内下方,止于胸骨柄后上部。

10. 肩胛骨固有韧带

1)喙肩韧带

喙肩韧带呈三角形(图 3-6),连于喙突外侧缘与肩峰尖部前缘之间,其前后部较厚,中间部很薄,呈薄膜状。此韧带与喙突、肩峰共同构成的"喙肩弓"有防止肱骨头向内上方脱位的作用。

2)肩胛上横韧带

肩胛上横韧带为三角形的小韧带,连于肩胛骨背侧面上缘与喙突根部之间,横跨肩胛切迹的上方。

3)肩胛下横韧带

肩胛下横韧带呈薄膜状,连于肩胛冈外侧缘与关节盂的周缘之间,与骨面围成一孔,其内有肩胛上动脉和肩胛上神经通过。

三、肩关节肌群

肩关节内稳定装置(纤维关节囊、盂肱韧带、喙肱韧带以及加深关节盂的盂唇)、肩袖肌群、三角肌、肱二头肌及肱三头肌对肩肱关节的稳定性最重要。这些肌肉既是肩关节的稳定结构,又是肩关节运动的动力装置。

1. 三角肌

三角肌前部起于锁骨外侧的前表面(图 3-8),中部起于肩峰上方外表面,后部起于肩胛冈,远端附着于肱骨三角肌粗隆,由腋神经支配。三角肌可使肩关节外展,前部肌束使肩关节屈曲和内旋,中三角肌参与肩关节外展,后部三角肌参与肩关节后伸和外旋。

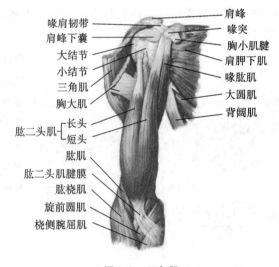

喙肩韧带　　肩峰
肩峰下囊　　喙突
大结节　　　胸小肌腱
小结节　　　肩胛下肌
三角肌　　　喙肱肌
胸大肌　　　大圆肌
　　　　　　背阔肌
肱二头肌{长头
　　　　　短头
　　　　　肱肌
肱二头肌腱膜
肱桡肌
旋前圆肌
桡侧腕屈肌

图 3-8　三角肌

2. 肱二头肌

肱二头肌长头起于肩胛骨盂上结节(图 3-9),短头起于肩胛骨喙突,远端附着于桡骨粗隆和前臂肌腱膜,由肌皮神经支配。近固定时,可使上臂在肩关节处屈曲,使前臂在肘关节处屈和旋外;远固定时,可使上臂向前臂靠拢。

3. 肱三头肌

肱三头肌长头起自肩胛骨盂下结节(图 3-10),外侧头起自肱骨体后面桡神经沟外上方骨面,内侧头起自桡神经沟内下方骨面,远端附着于尺骨鹰嘴,由桡神经支配。近固定时,可使上臂在肩关节处后伸和内收,使前臂在肘关节处后伸和内收;远固定时,可使上臂在肘关节处后伸;除此之外,长头也作为辅助肌参与肩关节内收。

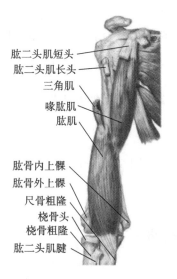

肱二头肌短头
肱二头肌长头
三角肌
喙肱肌
肱肌
肱骨内上髁
肱骨外上髁
尺骨粗隆
桡骨头
桡骨粗隆
肱二头肌腱

图 3-9　肱二头肌

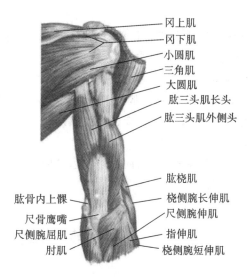

冈上肌
冈下肌
小圆肌
三角肌
大圆肌
肱三头肌长头
肱三头肌外侧头
肱桡肌
桡侧腕长伸肌
尺侧腕伸肌
指伸肌
桡侧腕短伸肌
肱骨内上髁
尺骨鹰嘴
尺侧腕屈肌
肘肌

图 3-10　肱三头肌

4. 胸大肌

胸大肌近端附着于锁骨内侧半、胸骨和上 6 肋骨前面及腹直肌鞘前壁上部（图 3-11），远端附着于肱骨大结节嵴。近固定时，胸大肌使上臂屈曲、内收和内旋；远固定时，胸大肌拉躯干向上靠拢。

5. 胸小肌

胸小肌近端附着于第 3～5 肋骨前面（图 3-11），远端附着于肩胛骨喙突。近固定时，胸小肌使肩胛骨下降、前伸和下回旋；远固定时，胸小肌提肋骨助吸气。

6. 前锯肌

前锯肌近端附着于上位 8～9 肋骨外侧面（图 3-11），远端附着于肩胛骨内侧缘和下角前面。近固定时，使肩胛骨前伸，下部纤维使肩胛骨下降、上回旋；远固定时，辅助吸气。

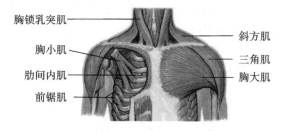

胸锁乳突肌
胸小肌
肋间内肌
前锯肌
斜方肌
三角肌
胸大肌

图 3-11　胸大肌、胸小肌和前锯肌

7. 肩袖

肩袖由冈上肌、冈下肌、小圆肌及肩胛下肌的肌腱组成，附着于肱骨大结节和解剖颈的边缘。

1）冈上肌

冈上肌近端附着于冈上窝，远端附着于肱骨大结节上部，由肩胛上神经支配，参与上臂外展。

2)冈下肌

冈下肌近端附着于肩胛骨冈下窝内侧 2/3,远端附着于肱骨大结节中部,由肩胛上神经支配,近固定时可使上臂外旋。

3)小圆肌

小圆肌近端附着于肩胛骨外侧缘上 2/3 的背面,远端附着于肱骨大结节下部,由腋神经支配,近固定时可使上臂外旋、内收和后伸。

4)肩胛下肌

肩胛下肌近端附着于肩胛下窝,远端附着于肱骨小结节嵴,由肩胛下神经支配,参与肩关节内收、内旋。

第二节 肩关节部损伤

一、肩关节不稳(shoulder instability)

1. 病因

1)先天性或发育性因素

骨骼因素:肩盂发育过小、臼面过深、肩盂过度后倾(后张角过大)、肩盂后下缘缺损等均是盂肱关节不稳定的重要因素。肱骨头发育异常、后上方缺损(西洋斧状畸形)、肱骨逆向扭转畸形使肱骨头前倾角过大等往往是复发性肩关节脱位的基础。

软组织因素:见于胚层发育缺陷(messoderal)所致的全身性关节囊及韧带松弛征(Ehlers-Danlos syndrome)。

2)麻痹性因素

肩周主要肌肉及支配肌肉的神经可因麻痹而致肩关节不稳定。臂丛神经损伤(包括产伤)、腋神经损伤、肩胛上神经卡压综合征、副神经损伤以及新生儿产瘫后遗症等均可造成肌肉瘫痪,发生肩关节不稳定(图 3-12)。

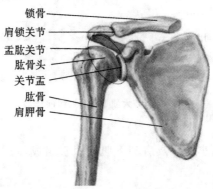

图 3-12 肩关节解剖

3）外伤性因素

青壮年的外伤性肩关节脱位可造成关节囊的撕脱、盂唇剥离以及盂肱中、下韧带损伤及松弛，是导致复发性肩关节脱位和半脱位的常见原因。盂唇撕脱很难愈合，前下方盂唇撕脱可造成复发性肩关节脱位，前方盂唇剥离则易造成复发性肩肱关节半脱位。

肩袖的功能不仅关系到肱骨近侧端的运动，而且对盂肱关节的稳定至关重要。肩袖广泛撕裂使盂肱关节在前、后方向及上、下方向出现不稳定。老年患者发生肩关节脱位的同时常合并肩袖损伤，以致日后出现肩关节不稳定。

肩袖间隙分裂（tear of rotator interval）是肩袖损伤的一种特殊类型。冈上肌腱与肩胛下肌的肌间隙分裂，使完成臂上举时二肌的协同作用以及肱骨头固定于肩盂上的合力作用明显减弱，造成关节失稳，以及上举过程中的肩肱滑脱（slipping）现象。

4）特发性肩松动症

特发性肩松动症为一种无明确原因、无解剖形态异常的肩关节多向性不稳定，可发生于单侧或双侧。X线检查可见在上位出现肩肱关节滑脱现象，向下牵引上臂时出现肱骨头向下松动。比如：肩盂后下缘有缺损，肩盂后张角过大，是一种严格局限于肩肱关节内的不稳定。

5）精神因素

随意性盂肱关节脱位及半脱位由肌肉随意收缩所致。

2. 分类

肩关节不稳根据病因可分为创伤性和非创伤性。损伤导致肩关节复发性脱位为创伤性肩关节不稳；非创伤性肩关节不稳表现为关节松弛，最终导致肩关节不稳。

创伤性肩关节不稳始于第一次肩关节脱位，该脱位损伤了支持肩关节的韧带。创伤性肩关节不稳在青少年、运动员人群最为常见。患者第一次发生肩关节脱位或肩关节脱臼时越年轻越活跃，就越可能发展为复发性肩关节不稳定，亦称习惯性肩关节脱位。创伤性肩关节脱位常常会造成下盂肱韧带-盂唇复合体从盂缘上撕脱（Bankart损伤）。通过肱二头肌腱的异常应力会导致上盂唇撕脱（SLAP损伤），偶尔关节内的滑液会被挤压进入损伤组织，在局部形成囊肿（腱鞘囊肿）。这些腱鞘囊肿使肩胛上神经在通过肩胛冈关节盂切迹时被卡压，从而造成冈下肌的功能障碍。我们将这种病变命名为GLEN损伤（腱鞘囊肿/囊肿在上盂唇处/盂唇卡压/挤压肩胛上神经）。

肩关节多项不稳（multiple shoulder instability，MDI）也称肩关节非创伤性不稳，是肩部盂肱关节在多个方向上的松弛。当肩关节周围韧带变得松弛时就会发展为肩关节多向不稳，这种松弛可以是先天的，也可以是后天发展而来的。很多MDI病人热衷于过顶运动（体操、游泳、棒球、网球等），反复牵拉肩关节囊到活动范围的极限，这些韧带过分牵拉，允许肩关节脱位或半脱位，这些增加的活动度会导致反复的小创伤，严重时造成盂唇的撕裂或肩袖的撕裂。

3. 肩关节不稳的临床表现

肩关节不稳表现为肩部钝痛，在运动或负重时加重，有关节失稳及弹响感。患者自觉盂肱关节失稳及有弹响，常在上举或外展到某一角度时出现失稳感，并在负重时症状更明显；有疲劳及乏力感，尤其是不能较长时间提举重物；或有肩周围麻木感。

二、肩袖撕裂(rotator cuff tear)

肩袖损伤相关疾病是成年人肩关节常见的一类疾病。肩袖撕裂可以由外伤(患者出现肩关节脱位)、劳损(反复过顶运动或磨损),以及肌腱随年龄增长发生的退行性变化引发,按损伤的程度可分为部分和完全两种撕裂。前者又分为肩袖滑膜侧撕裂、肩袖滑囊侧撕裂等,后者可分为横行破裂及纵行破裂,同时伴有冈上肌腱的回缩及肩袖广泛撕裂情况。肩袖撕裂后,肩外侧和前方会有疼痛感,肱骨大结节近侧或肩峰下间隙出现压痛,主动肩外展或前举活动受限。

三、肩峰撞击综合征(shoulder impingement syndrome)

肩峰撞击综合征是指肩峰及肩峰下滑囊组织在肩关节外展、上举过程中与肩袖组织发生挤压和撞击,造成肩关节疼痛和上举功能障碍等临床症候群(图 3-13)。肩峰前外侧端形态异常、骨赘形成,肱骨大结节骨赘形成,肩锁关节增生肥大等原因导致肩峰-肱骨头间距减小,均可造成肩峰下结构的挤压与撞击,反复的撞击促使滑囊、肌腱发生损伤、退变,乃至断裂,多发生在肩峰前 1/3 部位和肩锁关节下面。肩峰撞击综合征主要表现为患肩疼痛,举手过肩会加重症状,活动范围受限,肌力下降。

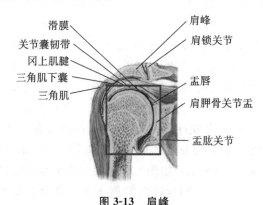

滑膜   肩峰
关节囊韧带   肩锁关节
冈上肌腱
三角肌下囊   盂唇
三角肌   肩胛骨关节盂
盂肱关节

图 3-13 肩峰

四、肩关节上盂唇撕脱(superior labrum anterior and posterior,SLAP)损伤

SLAP 损伤是指肩胛盂缘上唇自前向后的撕脱,累及肱二头肌长头肌腱附着处。创伤性肩关节脱位后,一次性暴力牵拉或反复的过头运动可能使上盂唇撕脱,以及肩外展或轻度前屈位时,肘直臂位摔倒致肱骨头向上方半脱位,均可导致 SLAP 损伤。SLAP 损伤主要表现为肩关节疼痛,患侧肩关节外展、外旋时疼痛明显,还可出现关节绞锁、弹响、活动受限等;投掷运动不敢发力,特别是进行羽毛球杀球动作、网球挥拍动作等,严重者提拿重物都会引起疼痛。SLAP损伤常伴有其他肩关节病变,如肩袖损伤、肩关节不稳、肩锁关节炎、肩峰下滑囊炎等。

五、Bankart 损伤

Bankart 损伤是指盂唇的前下部自肩胛盂中线以下部位(即下盂肱韧带复合体附着处)

撕脱,导致盂唇失去了正常止动垫的效应,经常伴发关节囊的异常,造成肩关节习惯性前方不稳定和脱臼的损伤。根据撕裂部位的不同,Bankart 损伤可分为纤维性 Bankart 损伤和骨性 Bankart 损伤。纤维性 Bankart 损伤指关节囊破裂,盂肱韧带连同附着的关节盂唇从关节盂上撕脱;骨性 Bankart 损伤指下盂肱韧带复合体损伤的同时,伴有关节盂前下方的撕脱性骨折。Bankart 损伤主要表现为肩关节疼痛、绞锁以及习惯性脱位的倾向,患者常自觉不能控制自己的肩关节。

六、肱二头肌长头肌腱炎(tendinitis of long head of biceps brachii)

肱二头肌长头肌腱炎是指肱二头肌长头肌腱长期的摩擦或过度活动可引起腱鞘充血、水肿、增厚(图 3-14),造成腱鞘滑膜层急性水肿或慢性损伤性炎症,导致肱二头肌长头肌腱在腱鞘内的滑动功能发生障碍。本病多发于 40 岁以上的中年人,多由寒冷刺激、急性外伤、慢性劳损急性发作,或肩关节的慢性炎症引发,是肩痛的常见原因之一。肱二头肌长头肌腱炎主要临床表现为肩部疼痛,肱骨结节间沟处压痛明显,肩关节外展、上举、后伸等活动受限。若不及时治疗,可发展成为肩周炎。

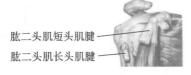

肱二头肌短头肌腱
肱二头肌长头肌腱

图 3-14　肱二头肌长头肌腱炎

第三节　肩关节部损伤特殊检查

一、肩关节检查

1. Apley 摸背检查(Apley scratch test,图 3-15)

诊断:肩关节内旋和外旋功能障碍。

患者:站立位或坐位,将手从同侧肩关节上方穿过,并且碰触对侧的肩胛骨内缘上端;然后从同侧肩关节下方穿过,并且碰触对侧的肩胛骨的下角。

检查者:指导患者完成相关动作。

阳性结果:患者在完成动作时出现困难,则表示肩带中的关节受到限制。

原理:摸对侧肩胛骨内缘上端为肩关节外旋,摸对侧肩胛骨下角为肩关节内旋,患者肩关节内旋、外旋功能障碍导致无法完成相应的动作。

2. 搭肩试验(Dugas test,图 3-16)

诊断:肩关节脱臼可能。

患者:患侧手搭在对侧肩部,肘关节紧靠胸壁。

检查者:观察患者姿势。

阳性结果:肘关节不能靠紧胸壁。

原理:患侧肩关节脱臼时,患肢上臂呈弹性固定于轻度外展内旋位,任何方向上的活动都会导致疼痛。

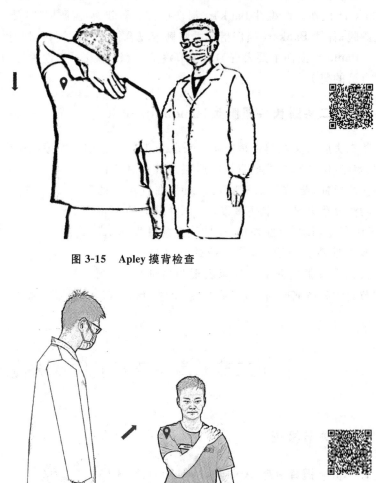

图 3-15　Apley 摸背检查

图 3-16　搭肩试验

3. 肩前部不稳的 Rockwood 试验(Rockwood test for anterior instability,图 3-17)

诊断:肩关节前侧不稳定。

患者:坐位。

检查者:站在患者背后,使患者的上臂贴紧身体侧面,外旋肩关节;然后使患者上臂外展45°,外旋肩关节;同样,在患者肩关节外展 90°和 120°时,使患者重复外旋肩关节。

阳性结果:在外展 0°时,患者不会出现恐惧表情;在外展 45°和 120°时,患者会出现一点点惊恐的表情;但当患者的手外展 90°时,则会出现十分恐惧的表情,此时疼痛最为明显。

　　原理:肩部的稳定性是随着外展角度的变化而变化的。阳性患者中,外展 90°时的疼痛最明显,45°和 120°仅有轻微不适,0°基本无不适感。

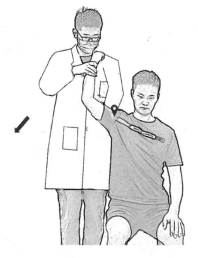

图 3-17　肩前部不稳的 Rockwood 试验

4. 肩前部不稳的 Rowe 试验(Rowe test for anterior instability,**图 3-18**)

　　诊断:肱骨头前脱位。

　　患者:仰卧位,患侧手掌置于头下方。

　　检查者:一只手置于患者患侧肘部,稍用力向下压;另一手握拳,置于患侧肩关节后部并将肱骨头向前推挤。

　　阳性结果:患者患侧出现疼痛不适;如试验中闻及撞击声或摩擦音,则提示盂唇前部撕裂。

　　原理:当患侧手掌置于头下,患侧上肢处于外旋外展时,检查者外力沿肱骨中轴向上冲击,肱骨头自肩胛下肌和大圆肌之间薄弱部撕脱关节囊,向前下脱出,形成前脱位。

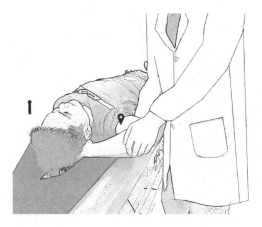

图 3-18　肩前部不稳的 Rowe 试验

5. 肩关节前脱位恐惧试验(anterior apprehension test,图 3-19)

诊断:肩关节向前脱位或脱臼,肩关节不稳。

患者:坐位。

检查者:被动地将患者患侧肩关节外展到 90°,肘关节屈曲 90°,一手握住患者患侧肩部(四指屈曲并拢朝前,拇指自然微曲,掌根在后)保护,防止有前脱位的可能,另一手摆动患者患侧前臂做肩外旋。

阳性结果:患者脸上呈现出恐惧的表情。

原理:过度地将肩关节外展和外旋,是肩关节脱臼的常见发病机制,当患者的肩关节开始同时外展和外旋时,他会因为感觉到即将脱臼而在脸上呈现出恐惧的表情,同时用力地阻止肩关节继续外展和外旋下去。

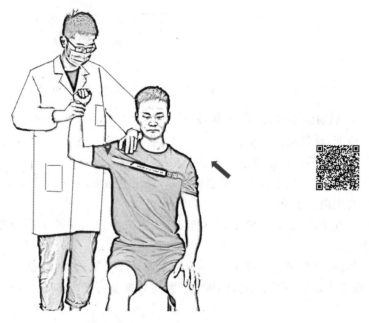

图 3-19　肩关节前脱位恐惧试验

6. 肩关节后脱位恐惧测试(posterior apprehension test,图 3-20)

诊断:肩关节向后不稳。

患者:仰卧位,肩关节屈曲 90°,肘关节也屈曲 90°。

检查者:一只手保护患者患侧肩关节后方,一只手按在患者患侧的肘关节上,并对患侧肱骨头施加向后的压力。

阳性结果:患者出现惊恐的表情,并用力阻止肱骨头继续向后移动。

原理:患侧肩关节、肘关节同时屈曲 90°,患侧肩关节后方韧带处于松弛状态,此时向肱骨头施加向后的压力,患者因后方韧带紧张度不足而感觉即将脱臼,从而出现惊恐的表情并用力阻止肱骨头继续后移。

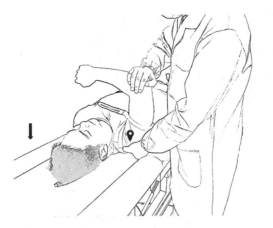

图 3-20 肩关节后脱位恐惧测试

7. 肩关节前/后抽屉试验(anterior/ posterior drawer test,图 3-21)

诊断:肩关节不稳定。

患者:坐位或站立位,双臂自然下垂。

检查者:一手固定患者患侧肩峰,另一只手推动患侧肱骨头,然后将肱骨头相对于关节盂被动地往前内或后外推动。

阳性结果:出现疼痛、"喀拉声",肱骨平移的距离过大或过小。

原理:正常情况下,肱骨头相对于关节盂可以稍向前/后移位,可感受到一个明确而牢固且相对无痛的位移止点,若出现突然的滑动、疼痛或恐惧,则怀疑肩关节前/后不稳。

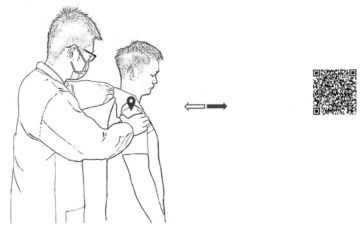

图 3-21 肩关节前/后抽屉试验

8. 急冲试验(jerk test,图 3-22)

诊断:肩关节后方不稳定、后下盂唇损伤。

患者:坐位或站立位,患侧肩关节前屈及内旋 90°,且肘关节屈曲 90°。

检查者:一只手握住患者患侧的肘关节,并沿着患侧上臂轴线施加向后的外力,同时外展肩关节超过肩胛骨平面;另一只手稳定肩胛骨。

阳性结果:肩关节弹响且伴有疼痛。

原理:肩关节后方不稳时,在肩关节外展过程中可听到肱骨头复位时跨越肩胛盂后缘回到肩胛盂而产生的弹响,后下盂唇损伤时疼痛明显。

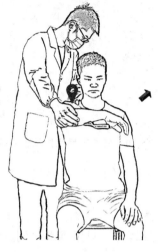

图 3-22　急冲试验

9. 提压试验(push-pull test,图 3-23)

诊断:肩关节后部不稳。

患者:仰卧位,患侧肩关节摆放在肩胛骨平面上外展 90°,前屈 30°。

检查者:一手握住患者的手腕,另一只手按在上臂近肱骨头前面。然后,握住腕部的手沿着手的长轴往上拉,同时按在肱骨头的手把肱骨头往后压。

阳性结果:患者出现恐惧的表情,或肱骨头位移超过关节面直径的 50%。

原理:肩关节后部不稳时,肩关节后方韧带组织不能抵抗肱骨头的异常后移,患者感觉即将脱臼而出现恐惧的表情,或致使肱骨头位移超过关节面直径的 50%。

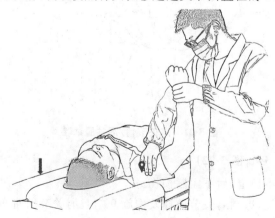

图 3-23　提压试验

10. 凹陷现象（sulcus sign，**图 3-24**）

诊断：肩关节下方不稳。

患者：坐位，上肢放松，自然摆在身旁。

检查者：一手固定患者患侧肩峰，另一手牵引患肢向下。

阳性结果：肱骨头和肩峰之间出现凹陷（若双侧均出现凹陷则不具明确的临床意义）。

原理：肩关节韧带松弛引起肩锁关节不稳定，造成肩关节活动度较大，从而出现肩关节凹陷小坑的表现。

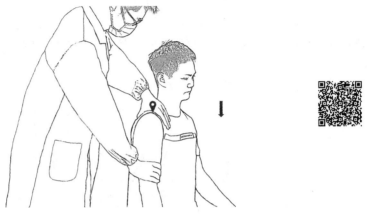

图 3-24　凹陷现象

11. Feagin 试验（Feagin test，**图 3-25**）

诊断：肩关节前下不稳。

患者：站立位，患肢外展 90°，肘部伸直，前臂搭在检查者肩部。

检查者：双手交叉放置于患肢上臂上 1/3 处，并向前下方推压。

阳性结果：肩胛骨喙突上方可以看到一条浅沟，患者出现痛苦表情。

原理：检查者施以向下压力时，喙肩、喙锁、喙肱韧带由于过于松弛，不足以对抗向下的外力，因而诱发患区疼痛。

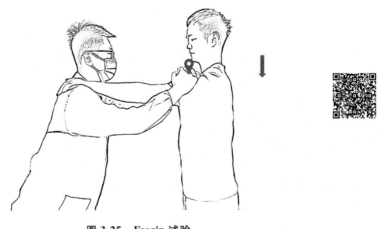

图 3-25　Feagin 试验

二、肱二头肌腱检查

1. 肱二头肌张力测试（Speed test，图 3-26）

诊断：肱二头肌腱病。

患者：站立位，肩关节屈曲 90°，肘关节伸展，患肢前臂旋后，对抗检查者在患肢远端施加的压力。

检查者：在患者患肢远端（手腕附近）施加向下的压力。

阳性结果：肱二头肌长头沟处出现疼痛。

原理：当前臂旋后对抗向下的阻力时，会增加肱二头肌腱的张力，当肌腱存在损伤时，出现疼痛。

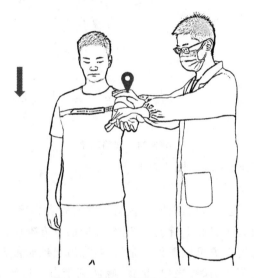

图 3-26　肱二头肌张力测试

2. 叶加森试验（Yergason test，图 3-27）

诊断：肱二头肌腱炎。

患者：坐在检查台或检查椅上，上臂紧贴于体侧胸壁固定；肘关节屈曲 90°，前臂旋前，掌心朝下，对抗检查者在患侧前臂远端施加的阻力。

检查者：一手置于患者患侧前臂远端，施加前臂旋后、肩外旋的阻力。

阳性结果：肱二头肌腱部位疼痛。

原理：患者用力屈肘、外展、外旋来对抗阻力时，若肱二头肌腱滑出或结节间沟处产生疼痛为阳性，前者为肱二头肌长头键滑脱，后者为肱二头肌长头肌腱炎。

3. 勒丁顿试验（Ludington test，图 3-28）

诊断：肱二头肌腱长头撕裂。

患者：双手扣住置于脑后，十指交叉，用以支撑上肢的重量。

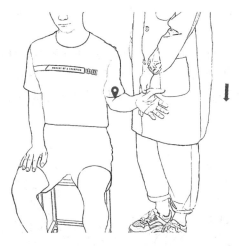

图 3-27　叶加森试验

检查者:双手分别按在患者两侧的肱二头肌凹槽上方,触摸肱二头肌腱,并引导患者头枕部向前用力,同时交替收缩、放松肱二头肌。观察肱二头肌的形状与轮廓。

阳性结果:没有摸到肌腱滑动。

原理:该姿势下,肱二头肌腱在肌肉放松时,得以最大限度的放松;收缩时,肌腱断裂导致肱二头肌肌束向远端回缩,局部聚集膨隆,形似"大力水手"。

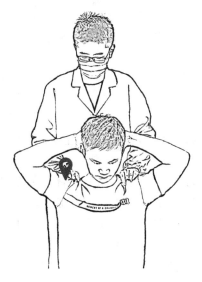

图 3-28　勒丁顿试验

三、冈上肌检查

1. Jobe 冈上肌试验(Jobe supraspinatus test,**图 3-29**)

诊断:冈上肌损伤、冈上肌韧带损伤、肩胛上神经损伤。

患者:坐位或站立位,双上肢外展 90°,内旋肩关节使双手大拇指朝下,双侧肩关节向前屈曲 30°。

检查者:向患者双侧手臂施加垂直向下的压力,并叮嘱患者维持原姿态。

阳性结果:当检查者施加阻力时,患者肩关节上方出现疼痛或无力的现象。

原理:冈上肌固定肱骨头在肩盂中,且主要作用是使上肢外展。冈上肌损伤时,上肢被动外展可出现疼痛或无力。

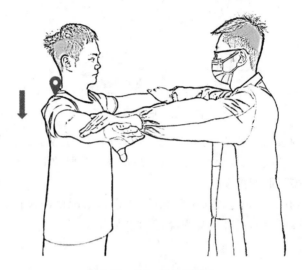

图 3-29 Jobe 冈上肌试验

2. 垂臂试验(drop arm test,**图 3-30**)

诊断:肩袖肌肉撕裂。

患者:坐位或直立位。

检查者:将患者手臂在冠状面上外展 90°,然后在水平面上内收 45°,叮嘱患者缓慢放下手臂。

阳性结果:引起剧烈疼痛,或患者无法将患侧手臂以适当控制的方式垂放下来。

原理:冈上肌负责肩关节外展活动,冈上肌为环形肌,也是肩袖的关键组成部分,附着于肱骨大结节,冈上肌收缩,肩关节外展。冈上肌撕裂或退行性变化时,肩关节外展 60°～120° 时出现疼痛(疼痛弧综合征)。

3. 疼痛弧征(pain arc sign,**图 3-31**)

诊断:肩峰下滑囊炎、冈上肌腱炎、冈上肌腱钙化、肩袖断裂、肱二头肌长头腱鞘炎、肩峰撞击综合征。

患者:站立位,双手自然下垂。

检查者:嘱咐患者肩外展或被动外展患肢。

阳性结果:当外展到 60°～120° 范围时,冈上肌在肩峰下摩擦,肩部出现疼痛,当上举超过 120° 时,疼痛又减轻。

原理:肩关节外展活动时,肩峰下间隙内结构与喙肩弓之间反复摩擦、撞击而产生疼痛。当肩关节外展<60°时,肩峰未挤压冈上肌;当肩关节外展>120°时,冈下肌越过肩峰。

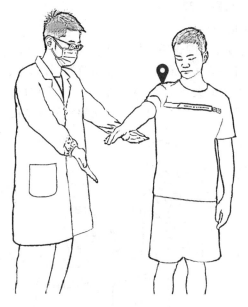

图 3-30 垂臂试验

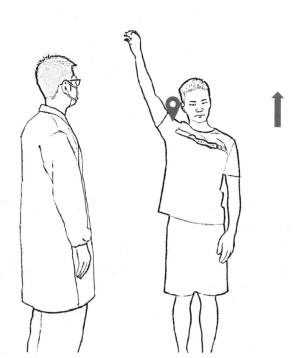

图 3-31 疼痛弧征

四、冈下肌和小圆肌检查

1. 坠落试验（drop test，图 3-32）

诊断：冈下肌、小圆肌损伤。

患者：坐位，患侧肩关节在肩胛骨平面外展 90°，屈肘 90°。

检查者：辅助患者使肩关节达到最大外旋，然后放松，叮嘱患者自行保持该姿势。

阳性结果：患者无力保持最大外旋，手从上方坠落，至肩内旋。

原理：冈下肌和小圆肌收缩使肩关节外旋，损伤导致外旋功能障碍，无法保持外旋动作。

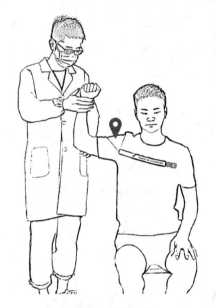

图 3-32　坠落试验

2. Patte 试验（Patte test，图 3-33）

诊断：冈下肌、小圆肌损伤。

患者：坐位，患肢肘关节屈曲 90°，肩关节外展 90°。

检查者：一只手握住患者患肢上臂肘部，另一只手握住患者患肢前臂腕部，叮嘱患者做最大限度的肩关节外旋，同时施加外力，对抗患者外旋。

阳性结果：患者肩部或肩胛部位出现疼痛，或无力对抗外旋。

原理：冈下肌、小圆肌同时负责肩关节外旋。当患肢做最大程度外旋时，冈下肌、小圆肌损伤导致无力对抗外旋，诱发患区疼痛。

3. 外旋抗阻试验（external rotation resistence strength test，图 3-34）

诊断：冈下肌、小圆肌损伤。

患者：坐位或站立位，双臂紧贴胸壁两侧，屈肘 90°。

检查者：双手分别放置于患者双腕关节外侧，并施加向内侧压力，叮嘱患者双臂抗阻力外旋，使双手远离矢状面。

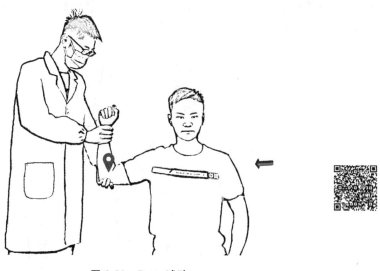

图 3-33 Patte 试验

阳性结果:肩部出现疼痛。

原理:冈下肌和小圆肌收缩使肩关节外旋,损伤时导致外旋功能障碍,诱发患区疼痛。

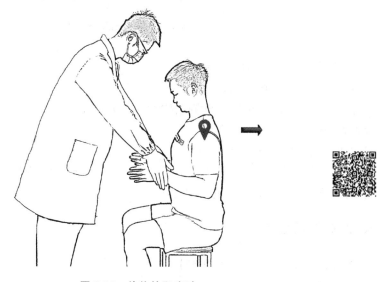

图 3-34 外旋抗阻实验

4. 外旋衰减征(external rotation lag sign,**图 3-35**)

诊断:冈下肌、小圆肌损伤。

患者:坐位或站立位,患肢自然下垂,紧贴胸壁,屈肘 90°。

检查者:一只手固定患者肘关节,另一只手使肩关节外旋达到最大程度,然后放松,叮嘱患者自行保持最大外旋。

阳性结果:肩关节外旋程度减少。

原理：冈下肌和小圆肌收缩使肩关节外旋。当患肢做最大程度外旋时，冈下肌、小圆肌损伤导致外旋功能障碍。

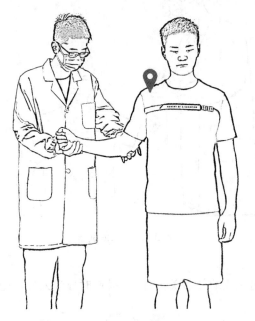

图 3-35　外旋衰减征

5. 吹号征（bugle sign，图 3-36）

诊断：冈下肌、小圆肌损伤。

患者：坐位或站立位，患肢和健侧肢体做吹号姿势。

检查者：观察患者的动作、姿势。

阳性结果：肩关节外展代偿。

原理：正常做吹号姿势时，需要一定程度的肩关节外旋，冈下肌和小圆肌为外旋主动肌，若发生损伤，则需要外展肩关节进行代偿。

五、肩胛下肌检查

1. 抬离试验（life-off test，图 3-37）

诊断：肩胛下肌损伤。

患者：患侧上肢放于腰部后面，掌心向后，患侧上肢做向后推的动作，使患侧手背抬离腰部。

检查者：观察患者姿势，有时也可对患者患肢的手掌施加向前对抗的力量。

阳性结果：手无法抬离腰背部。

原理：肩胛下肌主要对肩关节有内旋和内收的作用。当肩胛下肌腱损伤时，肩关节内旋功能受损，故而手无法抬离腰背部。

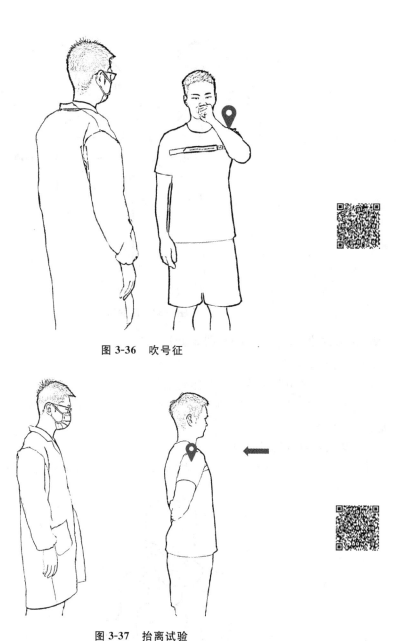

图 3-36 吹号征

图 3-37 抬离试验

2. 压腹试验(belly press test,图 3-38)

诊断:肩胛下肌损伤。

患者:将患肢放置于腹部,掌心向腹部,屈肘 90°(注意肘关节向前,不能贴近身体)。

检查者:将患者放置于腹部的患侧手拉离患者腹部,叮嘱患者抗阻力做压腹动作。

阳性结果:患者患肢不能保持手压腹部的动作。

原理:肩关节内收,肩胛下肌损伤,力量减弱,故而不能维持手压腹部的动作。

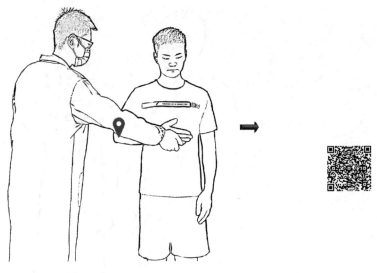

图 3-38　压腹试验

3. 抱熊试验（bear hug test，**图 3-39**）

诊断：肩胛下肌损伤。

患者：坐位，将患肢手放置于对侧肩部。

检查者：一只手固定患者患肢肘部姿势，另一只手抬高患肢放于对侧肩部的手，叮嘱患者抗阻力下压手。

阳性结果：疼痛或无法下压。

原理：肩胛下肌受损或力量减弱时，肩关节内收受限，手不能维持在肩上。

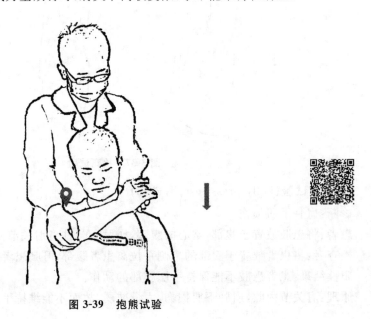

图 3-39　抱熊试验

4. 喙突下撞击试验(subcoracoid impingement test,**图 3-40**)

诊断:肩胛下肌损伤。

患者:坐位,患肢前屈90°,最大程度内旋。

检查者:一只手握住患者患肢远端,另一只手在患肢上臂肘关节处引导患肢内收10°~20°。

阳性结果:肩关节前方疼痛。

原理:该动作使肩胛下肌腱卡压于小结节和喙突之间,肩胛下肌腱受挤压而诱发疼痛。

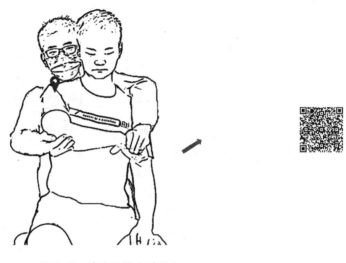

图 3-40　喙突下撞击试验

六、肩峰下撞击综合征

1. 前屈上举试验(Neer test,**图 3-41**)

诊断:冈上肌损伤、肱二头肌腱损伤、肩峰下撞击综合征。

患者:坐位或站立位,患侧肩关节内旋位,肘关节伸直,患肢前臂内旋。

检查者:一手固定患者患侧肩关节,另一只手将患者患肢上臂被动屈曲,举过头顶,患肢拇指指尖朝下。

阳性结果:患者肩部疼痛。

原理:肩袖肌腱附着于肱骨头,肩内旋过程中会下拉肱骨头,肩袖出现损伤后,肩峰下肱骨头上移,挤压肩胛骨喙突之间组织而出现疼痛。

2. 前屈内旋试验(Kennedy-Hawkins test,**图 3-42**)

诊断:冈上肌腱损伤、肩峰下撞击综合征。

患者:肘关节和肩关节屈曲90°,肩关节外展并内旋,拳头朝下。

检查者:握住患者前臂予以固定,用力使患侧前臂向下致肩关节内旋。

阳性结果:引发患者肩峰部位疼痛。

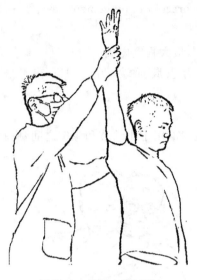

图 3-41 前屈上举试验

原理:内旋时肱骨大结节和冈上肌腱从后外方向前内撞击喙肩弓,故而诱发患区出现疼痛。

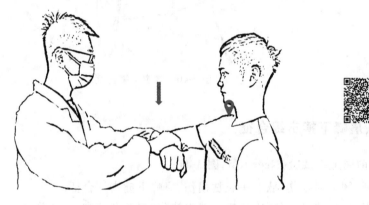

图 3-42 前屈内旋试验

3. 撞击缓解试验(impingement relief test,图 3-43)

诊断:肩峰下撞击综合征。

患者:坐位。

检查者:被动地、用力地将患者患肢的肩关节从起始屈曲 90°的姿势推向水平外展的姿势,同时将肱骨头下压。

阳性结果:在外展时若出现疼痛情形,肱骨头被下压时,疼痛有明显减少。

原理:外展过程中,肩袖肌群下表面在盂唇后侧面和肱骨头间隙产生夹挤,下压肱骨头,缓解挤压。

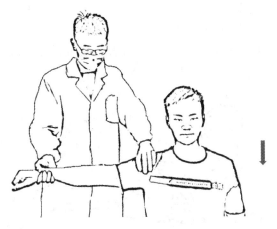

图 3-43　撞击缓解试验

4. 研磨操作手法(scouring maneuver,**图 3-44**)

诊断:肩峰下撞击综合征。

患者:患肢肘关节和肩关节屈曲 90°,肩关节外展并内旋,前臂旋前,拳头朝下。

检查者:固定住患者患侧肘关节,将患者手臂内旋的同时,将患肢肩关节由屈曲改为伸展姿势。

阳性结果:引发患者肩部疼痛。

原理:肩峰下撞击综合征使肩关节外展活动受限。当肩关节内旋伸展时,大结节与肩峰间的压力增加,易诱发肩峰下疼痛。

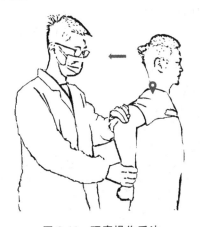

图 3-44　研磨操作手法

5. 内旋抗阻试验(internal rotation resistance strength test/ Zaslav test,**图 3-45**)

诊断:肩峰下撞击综合征。

患者:坐位或站立位,患肢肘关节屈曲,肩关节外展 90°,并外旋 80°～85°。

检查者:一只手固定患者肘关节,另一只手在患肢远端施加对抗患者内旋和外旋的阻力。

阳性结果:抗阻运动引发疼痛。内旋抗阻较好,而外旋抗阻无力,则为前外侧的撞击;外旋抗阻较好,而内旋抗阻无力,则为内部撞击。

原理:肩关节外展60°～90°时,大结节与肩峰开始接触,抗阻时,大结节与肩峰间的压力增加,易诱发肩峰下疼痛。

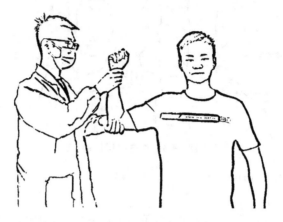

图 3-45　内旋抗阻试验

6. 后内方撞击试验(posterior internal impingement test,图 3-46)

诊断:肩关节后方不稳定,肩峰下撞击综合征。

患者:仰卧位。

检查者:将患者患肢肩部外展90°,前屈15°～20°,进行最大限度地外旋。

阳性结果:肩部后方出现固定痛点。

原理:当患侧上肢外旋到一定程度时,肱骨大结节在肩峰下受到夹击而产生疼痛。

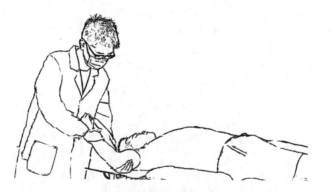

图 3-46　后内方撞击试验

七、盂唇损伤检查

1. 盂唇摇杆试验(labral crank test,图 3-47)

诊断:肩关节盂唇损伤。

患者:坐位。

检查者:一只手握住患者患肢远端,在肩胛骨平面被动抬高患侧手臂至160°,肘关节屈90°;另一只手置于患侧肘关节并施加一个沿肱骨轴向的压力,同时位于患肢前臂的手施加向上或向下的力,使患肢肩关节被动内旋或外旋。

阳性结果:被动内旋或外旋过程出现疼痛。

原理:肩关节做被动内旋或外旋时,肱骨头大结节反复挤压、摩擦关节盂唇接触部而出现疼痛。(SLAP损伤主要指关节盂上盂唇的损伤)

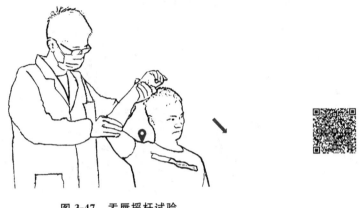

图3-47　盂唇摇杆试验

2. 盂唇测试(labral test,图3-48)

诊断:上盂唇撕脱。

患者:仰卧位,患肢肩关节完全外展。

检查者:一只手抓住患者患侧肘关节,负责将肱骨外旋;另一只手则放在肩关节后侧,将肱骨头向垂直地面方向上推。

阳性结果:盂肱关节存在弹响或疼痛。

原理:肱骨外旋时,肱骨大结节和盂唇受到垂直于地面向上的力而产生两者的错位或盂唇撕脱。

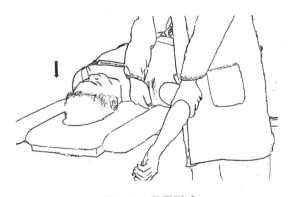

图3-48　盂唇测试

3. 仰卧位抗阻屈曲试验(extension against resistance test,**图 3-49**)

诊断:上盂唇损伤。

患者:仰卧位,双上肢前屈上举置于头两侧。

检查者:站于患者患侧,一只手压住患肢肘关节的远侧前臂部位,叮嘱患者下压患肢,同时施加阻力对抗患者动作。

阳性结果:患侧肩关节深部或后方疼痛,而健侧无痛。

原理:当手臂上举时,肩胛盂与肱骨头的接触区域会从肱骨头的中下部向外上部分转移,这个相互接触的区域称为肩胛盂轨迹。

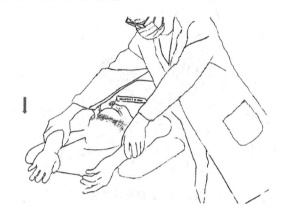

图 3-49　仰卧位抗阻屈曲试验

4. 主动压迫试验(O'Brien test,**图 3-50**)

诊断:上盂唇损伤。

患者:坐位或站立位,肩关节屈曲 90°,然后水平内收 15°(当内收 45°时,检测的是肱二头肌长头肌腱处),前臂旋前,大拇指向下。

检查者:站在患者身后,在患肢前臂远端施加向下的力量,叮嘱患者对抗外力并维持患肢初始姿势;随后,使患者手臂逐渐回到肩关节屈曲 90°、水平内收 15°位置,手掌向上,重复使用向下的离心力。

阳性结果:上臂内旋出现肩关节疼痛或听到"咔嗒"声,而上臂外旋疼痛缓解。若疼痛位于肩锁关节,则为肩锁关节的功能障碍;若疼痛位于肩肱关节,则为由前向后的上盂唇损伤。

原理:上肢前屈 90°、内收 15°,呈最大内旋状态时,肱骨大结节向肩峰靠近,不稳定肩锁关节处会产生最大压力;同时,肱二头肌长头肌腱向内、向下移动,给肱二头肌长头肌腱-盂唇复合体施加了张力。

5. Kim 试验(Kim test,**图 3-51**)

诊断:后下盂唇损伤。

患者:坐位或站立位,患肢肩关节前屈 90°,内旋 90°。

检查者:一只手握住患者前臂肘关节处,引导患肢内旋,同时沿肱骨轴向加压。

阳性结果:肩关节后方出现疼痛。

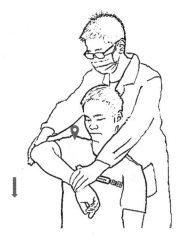

图 3-50 主动压迫试验

原理:患者盂唇损伤时,做前臂前屈内旋 90°,会产生一个轴向力作用于肱骨头部,同时产生一个后向定向力作用于肱骨,此时后盂唇受挤压而出现疼痛。

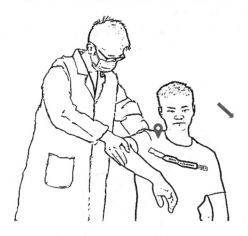

图 3-51 Kim 试验

八、肩锁关节检查

1. Paxinos 征(Paxinos sign,图 3-52)

诊断:肩锁关节功能障碍。

患者:坐位,患肢自然下垂。

检查者:站在患者身后,将一只手的拇指放在患者患肢肩峰的后外侧,示指和中指放在锁骨远端,拇指对肩峰施加向前上方的力,同时,示指和中指对锁骨施加向下的力。

阳性结果:肩锁关节再现或增加疼痛。

原理:该动作对肩锁关节施加剪切力,引发患区疼痛。

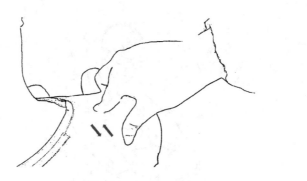

图 3-52　Paxions 征

2. 肩锁关节试验(AC resisted extension test,**图 3-53**)

诊断:肩锁关节功能障碍。

患者:坐位,患肢肩关节屈曲 90°,内旋 90°,肘关节屈曲 90°。

检查者:站于患者身后,一只手放置于肩关节后方保护肩关节,另一只手握住前臂肘关节处,叮嘱患者进行患肢外展,同时施加压力阻挠其外展。

阳性结果:疼痛出现在肩锁关节。

原理:患者肩关节屈曲、内旋、外展时,检查者施加的压力使肩锁关节受挤压而引发患区疼痛。

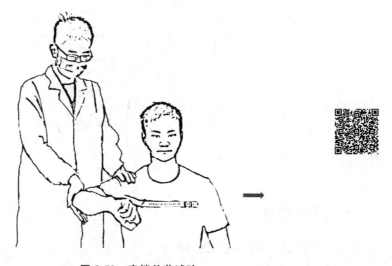

图 3-53　肩锁关节试验

3. 肩锁关节剪力测试(AC shear test,**图 3-54**)

诊断:肩锁关节功能障碍。

患者:坐位或站立位。

检查者:双手手指交叉扣在患者的肩上,一手掌根放在肩胛冈上,另一只手则按在锁骨前方,然后双手掌根互相靠近挤压。

阳性结果:产生疼痛,或肩峰锁骨关节有不正常的动作出现。

原理:该动作对肩锁关节施加压力,诱发患区疼痛。

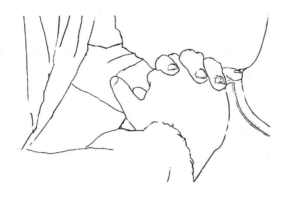

图 3-54　肩锁关节剪力测试

4. 上臂交叉试验(cross-arm test,**图 3-55**)

诊断:肩锁关节功能障碍。

患者:坐位或站立位。

检查者:将患者患肢手置于对侧肩关节上,患侧肩关节屈曲 90°,并引导其水平内收贴近胸部,检查同侧肩锁关节。

阳性结果:同侧肩锁关节疼痛,发生位移或弹响。

原理:该动作对肩锁关节施加向上的压力,引发患区疼痛。

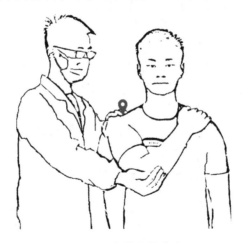

图 3-55　上臂交叉试验

九、其他相关韧带和肌肉检查

1. 喙锁韧带检查(coracoclavicular ligament test,**图 3-56**)

诊断:喙锁韧带损伤。

患者:侧卧位,健侧朝下,患侧手背置于腰背部。

检查者：固定患者锁骨，同时向胸壁方向推动肩胛骨下角或向远离胸壁方向推动肩胛骨内侧缘。

阳性结果：锁骨外 1/3 和内 2/3 之间的下方出现疼痛。

原理：喙锁韧带起于肩胛骨喙突，止于锁骨外端下缘韧带，主要起稳定肩锁关节的作用。侧卧位时，患侧手置于腰背部，向胸壁方向推动肩胛骨下角或向远离胸壁方向推动肩胛骨内侧缘，会导致喙锁韧带的反复牵拉而出现疼痛。

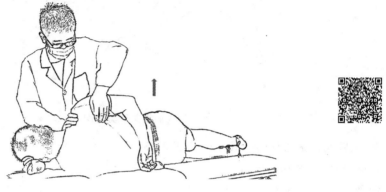
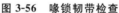

图 3-56　喙锁韧带检查

2. 冲击试验（punch out test，图 3-57）

诊断：前锯肌无力。

患者：坐位或站立位，患肢屈曲 90°。

检查者：一只手放置于患者背部，另一只手握住患者患肢肱骨处，沿肱骨轴向施加向后的压力。

阳性结果：肩胛骨呈现翼状突起。

原理：前锯肌上部纤维与肩胛提肌和斜方肌上部纤维协同作用，可上提肩胛骨。前锯肌上部和中部纤维收缩时，能使肩胛骨向前移动，其下部纤维收缩时，使肩胛骨下角向外下方移动。前锯肌无力时，肩胛骨失去贴胸的作用力，当上臂运动使肩胛骨旋转时，肩胛骨就会因脊柱缘失去牵拉而翘起，形成似蟋蟀翅膀样的畸形（翼状突起）。

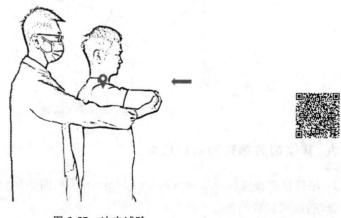

图 3-57　冲击试验

3. 胸大肌收缩试验（pectoralis major contracture test，**图 3-58**）

诊断：胸大肌紧张。

患者：仰卧位，双手枕于脑后。

检查者：叮嘱患者外展肩关节，逐渐下降手臂，直至肘部接触检查床。

阳性结果：肘部无法触及检查床。

原理：胸大肌收缩时能使肱骨内收及旋内，外展肩关节能牵伸胸大肌，若胸大肌紧张，则肘关节无法触及床。

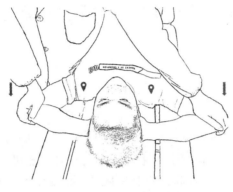

图 3-58　胸大肌收缩试验

4. 胸小肌紧张试验（pectoralis minor tightness test，**图 3-59**）

诊断：胸小肌紧张。

患者：仰卧位。

检查者：将双手掌根部置于患者喙突处，施加向下的压力，使肩胛骨能够平置于检查床上。

阳性结果：下压过程中出现肌肉紧张不适。

原理：胸小肌远端附着于喙突，牵拉肩胛骨向前伸、下降，仰卧位时向下按压喙突，使胸小肌被牵伸，从而出现紧张感。

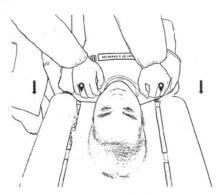

图 3-59　胸小肌紧张试验

第四章 肘关节部损伤与特殊检查

第一节 肘关节解剖学基础

一、肘关节骨结构

1. 桡骨

桡骨位于前臂外侧(图 4-1),分一体两端。上端呈圆柱状膨大,为桡骨头;桡骨头上面凹陷为桡骨头凹与肱骨小头相关节;周围环状关节面与尺骨的桡切迹相关节;桡骨头下方略细部分为桡骨颈,其内下方的粗糙隆起为桡骨粗隆,是肱二头肌腱附着处。桡骨体呈三棱柱形,内侧缘是与尺骨骨间缘相对的薄锐骨间缘。下端内侧有尺切迹与尺骨头相关节,外侧有向下突出的桡骨茎突,比尺骨茎突位置略低。下端底部是一较大的关节窝,为腕关节面,它与近侧腕骨相关节。

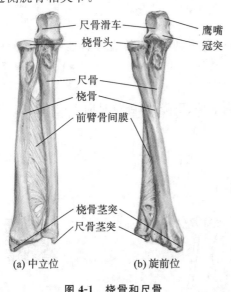

尺骨滑车
桡骨头
尺骨
桡骨
前臂骨间膜

鹰嘴
冠突

桡骨茎突
尺骨茎突

(a) 中立位　　(b) 旋前位

图 4-1　桡骨和尺骨

2. 尺骨

尺骨位于前臂内侧(图 4-1),呈三棱柱形,分一体两端。上端前方有半圆形凹陷关节面,称滑车切迹,与肱骨滑车相关节;滑车切迹后上方的较大突起,为鹰嘴,前下方形成的较小突起,为冠突。冠突下方的一粗糙隆起称尺骨粗隆,为肱肌腱附着点。滑车切迹外侧的凹陷关节面称为桡切迹,它与桡骨的环状关节面相关节。尺骨体上部呈三棱柱形,下部呈圆柱形,上粗下细,外侧缘薄锐,又名骨间缘,与桡骨的骨间缘相对。尺骨下端较上端小,为尺骨头,其前、后及外侧有环状关节面,与桡骨的尺切迹相关节,后内侧有一向下的突起,称尺骨茎突。

3. 肘关节

肘关节是由肱骨远端与尺、桡骨近端构成的复关节(图 4-2),包括肱尺关节、肱桡关节和桡尺近侧关节。3 个关节共同包在 1 个关节囊内,囊的前、后壁薄而松弛,两侧壁厚而紧张,并有韧带加强。关节囊的后壁最为薄弱,故肘关节常见的脱位是后脱位,后脱位时,桡、尺骨向肱骨的后上方移位。肘关节外侧有桡侧副韧带复合体,从前后包绕桡骨头,内侧有尺侧副韧带,桡骨环状韧带包绕桡骨头,这些韧带都不与桡骨相连,故不会妨碍桡骨的旋前和旋后运动。肘关节运动以肱尺关节为主,可做屈伸运动。

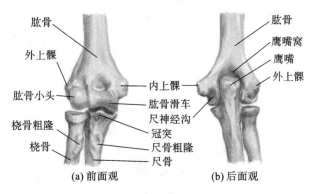

图 4-2　肘关节

1)肱尺关节

肱尺关节由肱骨滑车和尺骨滑车切迹构成,属滑车关节和单轴关节。

2)肱桡关节

肱桡关节由肱骨小头和桡骨头关节凹构成,属球窝关节和多轴关节,由于内侧尺骨限制,该关节不能做内收、外展和环转运动。

3)桡尺近侧关节

桡尺近侧关节由桡骨环状关节面和尺骨桡切迹构成,属单(车)轴关节。

二、肘关节韧带

1. 桡侧副韧带

桡侧副韧带位于肘关节囊的桡侧(图 4-3),起自肱骨外上髁下部,纤维呈扇形走向,向远端止于桡骨环状韧带。桡侧副韧带是肘关节囊外侧增厚的部分,在前臂旋后时紧张,功能是维持肘关节外侧的稳定,防止桡骨头向外侧脱位。肘关节旋后时,桡骨环状韧带紧张,与桡侧副韧带共同在肘关节外侧对抗不稳定因素。

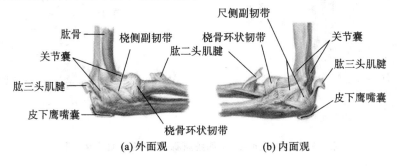

图 4-3　肘关节韧带

2. 尺侧副韧带

尺侧副韧带位于肘关节囊的尺侧（图 4-4），呈三角形，分为前束、后束和横束。前束起于肱骨内上髁前部，止于冠突内缘，后束起于内上髁下部，止于鹰嘴内缘。前束是肘关节所有尺侧副韧带中强度最高的，对稳定肘关节、防止其外翻不稳定起主要作用。后束较薄弱，呈扇形，是后内侧关节囊的增厚部分，在屈肘时紧张。横束也称斜行束、中束、cooper 韧带，起自冠突内侧，止于鹰嘴内侧缘，纤维沿内侧关节囊走行，可加深滑车切迹。

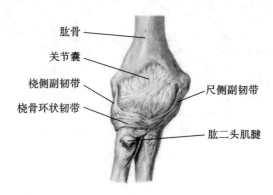

图 4-4　肘关节尺侧副韧带

三、肘关节肌肉

1. 肘关节外侧肌肉

1）肱桡肌

肱桡肌近端附着于肱骨的外上髁上方（图 4-5），远端附着于桡骨远端靠近茎突处，由桡神经支配，参与肘屈曲动作。

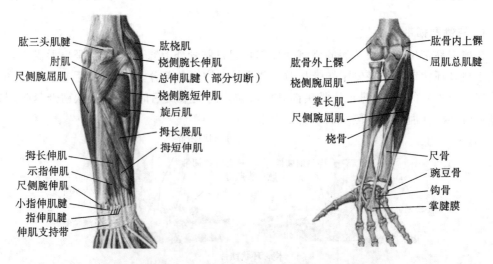

图 4-5　肱桡肌、肘肌、桡侧腕屈肌、尺侧腕屈肌和掌长肌

2）肘肌

肘肌近端附着于肱骨外上髁的后侧（图 4-5），远端附着于尺骨背面上 1/3，由桡神经支配，参与肘伸动作。

3）旋后肌

旋后肌近端附着于肱骨外上髁和尺骨外侧缘的上部，远端附着于桡骨上 1/3 的前面，由桡神经支配，参与前臂旋后动作（图 4-6）。

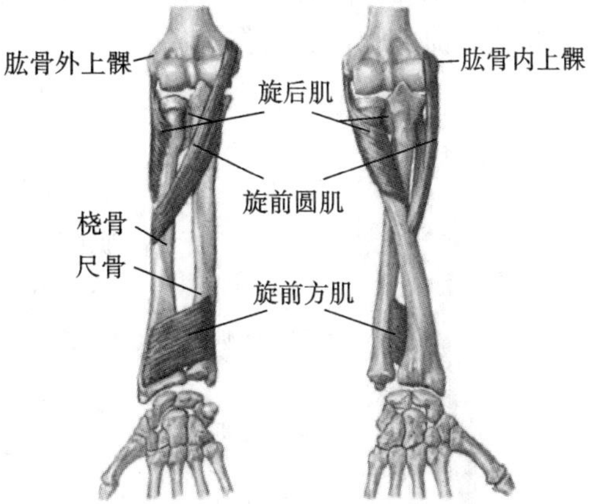

4）桡侧腕长伸肌

桡侧腕长伸肌近端附着于肱骨外上髁，远端附着于第 2 掌骨底背面，受桡神经支配；参与腕伸，在桡侧腕屈肌的协同下，可使腕关节进行外展。

5）桡侧腕短伸肌

桡侧腕短伸肌近端附着于肱骨外上髁，远端附着于第 3 掌骨底背面，受桡神经支配，参与腕伸和外展动作。

图 4-6　旋后肌、旋前圆肌和旋前方肌

6）尺侧腕伸肌

尺侧腕伸肌近端附着于肱骨外上髁，远端附着于第 5 掌骨底背面，受桡神经支配，参与腕伸和内收动作。

7）指伸肌

指伸肌近端附着于肱骨外上髁，远端附着于第 2～5 指中、远节指骨底背面，受桡神经支配，参与腕伸和第 2～5 指指伸动作。

8）小指伸肌

小指伸肌近端附着于肱骨外上髁及邻近深筋膜，远端附着于小指中节和远节指骨底，受桡神经支配，参与小指伸动作。

2. 肘关节内侧肌肉

1）旋前圆肌

旋前圆肌近端附着于肱骨头、肱骨内上髁和前臂深筋膜（图 4-6），远端附着于桡骨中段的外侧面，由正中神经支配，参与肘屈曲和前臂旋前动作。

2）桡侧腕屈肌

桡侧腕屈肌近端附着于肱骨内上髁和前臂深筋膜（图 4-5），远端附着于第 2 掌骨底掌面，受正中神经支配，参与肘和腕屈曲、前臂旋前及腕外展动作。

3)掌长肌

掌长肌近端附着于肱骨内上髁和前臂深筋膜,远端附着于掌腱膜,受正中神经支配,参与腕屈曲和紧张掌腱膜动作。

4)尺侧腕屈肌

尺侧腕屈肌近端附着于肱骨内上髁和前臂深筋膜,远端附着于豌豆骨,受尺神经支配,参与肘和腕屈曲及腕内收动作。

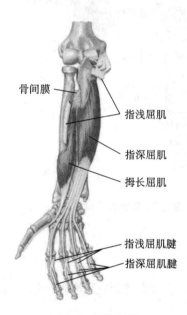

骨间膜

指浅屈肌

指深屈肌

拇长屈肌

指浅屈肌腱

指深屈肌腱

图 4-7　指浅屈肌

5)指浅屈肌

指浅屈肌近端附着于肱骨内上髁和桡、尺骨的前上部(图 4-7),此肌位于掌长肌深部,肌腹移行于四条肌腱,分别止于第 2～5 指中节指骨底两侧,受正中神经支配;参与肘、腕、第 2～5 指的掌指关节和近节指骨间关节屈曲动作。

3. 肘关节活动

肘关节属复合关节,运动以肱尺关节为主,可做绕冠状轴的屈伸运动,桡尺近侧关节和桡尺远侧关节联合可做前臂的旋前和旋后动作。前臂伸直时为肘关节的中立位,关节正常的活动幅度如下:屈 0°～150°,伸 0°～10°,旋前 0°～90°,旋后 0°～80°。

1)屈肘肌

屈肘肌主要是肱二头肌、肱肌及肱桡肌,其次是旋前圆肌。此外,桡侧腕屈肌、尺侧腕屈肌、指浅屈肌也参与屈肘的动作,附着于桡骨远端的屈肘肌还可参与前臂旋转动作。

2)伸肘肌

伸肘肌为肱三头肌和肘肌。因为肘关节的伸直常与推的动作相关,所以肘伸肌常与肩伸肌一起作用来完成所需要的动作。

3)前臂旋前肌

前臂旋前肌主要是旋前圆肌和旋前方肌,其次是桡侧腕屈肌。此外,肱桡肌可以将前臂旋后或旋前到正中位。

旋前方肌近端附着于尺骨前面远端 1/4,远端附着于桡骨下端前面,受正中神经支配,参与前臂旋前动作。

4)前臂旋后肌

前臂旋后肌主要是肱二头肌和旋后肌。

旋后肌近端附着于肱骨外上髁和尺骨外侧缘的上部,远端附着于桡骨上 1/3 的前面,受桡神经支配,参与前臂旋后动作。

第二节　肘关节部损伤

一、肱骨外上髁炎（网球肘，lateral epicondylitis of humerus）

肱骨外上髁炎是一种肱骨外上髁处伸肌总腱的慢性损伤性炎症，如骨膜、肌腱、关节滑膜等损伤，但骨质并无实质性损害。因早期网球运动员的反手挥拍动作常有肘关节的反复伸直和旋后动作，常引起此症，故也称网球肘。前臂伸肌腱在抓握东西时收缩、紧张，过多使用这些肌肉，将导致附着于肱骨外上髁的肌腱变性、退化和撕裂。肱骨外上髁炎临床主要表现为肘外侧疼痛、酸胀，疼痛可向肘关节上、下放射，局部有压痛，常出现无力和持物困难等症状，抗阻伸腕和前臂旋后等活动使疼痛加重。肱骨外上髁炎常见于网球、羽毛球、乒乓球、棒球等项目运动员。另外，肌力不平衡、柔韧性下降及年龄增大也是该损伤的好发因素。

二、肱骨内上髁炎（高尔夫球肘，medial humeral epicondylitis）

肱骨内上髁炎是一种肱骨内上髁处屈肌总腱的慢性损伤性炎症或急性扭伤。急性损伤多见于腕背伸、前臂半旋前位时受到肘的外翻应力，导致前臂屈肌及旋前圆肌腱附着处损伤。慢性损伤多见于用力屈肘、屈腕及前臂旋前时，造成肌腱、韧带长期磨损，形成血肿和局部损伤炎症等。肱骨内上髁炎临床主要表现为肱骨内上髁处局限性压痛和疼痛，疼痛可向下放射，前臂旋前、屈腕或屈肘等活动使疼痛加剧。肱骨内上髁炎常见于高尔夫、棒垒球、攀岩、投掷类等项目运动员。

三、肘关节不稳定（instability of the elbow）

肘关节是由肱骨下端和桡、尺骨上端构成的复合关节，常因协同维持肘关节稳定的关节吻合性的破坏以及关节周围的关节囊韧带和肌肉组织的受损引发肘关节不稳，其中，肘关节脱位，尺侧副韧带、桡侧副韧带损伤较常见。肘关节不稳定以内侧不稳定和后外侧旋转不稳定多见。肘关节内侧不稳定临床主要表现为反复肘内侧疼痛，过劳后局部疼痛、肿胀、畸形；肘关节后外侧旋转不稳定临床主要表现为复发性伴有疼痛的弹响、关节交锁等，一般发生于前臂旋后、肘关节逐渐伸直时。肘关节内侧不稳定常见于投掷类、举重等项目运动员；肘关节后外侧旋转不稳定常见于跌倒时手撑地使肘关节屈曲，伴有外翻、外旋和轴向的联合应力，导致肘关节后外侧旋转半脱位。

四、肘关节尺侧副韧带损伤（ulnar collateral ligament injury of elbow joint）

当肘屈曲90°时，来自肘关节内侧的支撑中，尺侧副韧带可提供绝大部分力，在旋转晚期和加速早期承受最大肘外翻应力，是肘关节尺侧副韧带断裂的高发因素。运动员用力不当、超负荷运动都可使尺侧副韧带受到额外应力，也可能因此产生轻微拉伤，这种反复的应力可导致韧带逐渐薄弱甚至无力,从而发生严重拉伤或撕裂。根据外力强度和创伤程度,肘关节尺侧副韧带损伤可分为损伤、部分撕裂和完全断裂。患者常在受伤时感觉到或听到肘部有撕裂声,伤后出现肘关节内侧压痛,肘关节屈曲80°~120°时常在特定位置出现可重复的疼痛,部分患者表现为保护性屈曲挛缩。肘关节尺侧副韧带损伤常见于投掷类、体操、举重、羽毛球、排球等项目运动员。

第三节　肘关节部损伤特殊检查

一、肱骨外上髁炎(网球肘)

1. 前臂伸肌紧张试验(Cozen test,图4-8)

诊断:肱骨外上髁炎。

患者:坐位或站立位,肘关节屈曲90°,前臂旋前,掌心向下半握拳。

检查者:一手置于患者肘部以固定肘关节,另一手手掌置于患者手背上并用力屈曲其腕关节,嘱患者抗阻伸腕,或指导患者抗阻伸中指。

阳性结果:肱骨外上髁疼痛或外上髁近端肌肉肌腱接合处疼痛。

原理:牵拉伸肌总腱的附着处,即肱骨外上髁,以诱发外上髁处疼痛。

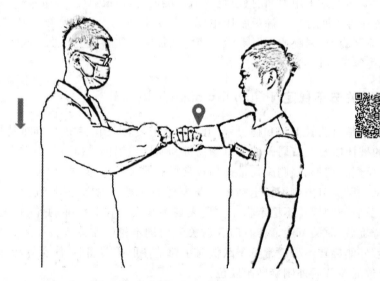

图4-8　前臂伸肌紧张试验

2. 前臂伸肌牵拉试验(Mill sign,图4-9)

诊断:肱骨外上髁炎。

患者:坐位或站立位,肘关节稍屈曲,掌心向下半握拳。

检查者：一手置于患者肘部处以固定肘关节，另一手将患者前臂被动旋前，屈腕屈指，同时伸肘。

阳性结果：肱骨外上髁疼痛或外上髁近端肌肉肌腱接合处疼痛。

原理：牵拉伸肌总腱的附着处，即肱骨外上髁，以诱发肱骨外上髁处或肘背部疼痛。

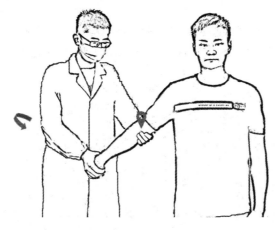

图 4-9　前臂伸肌牵拉试验

二、肱骨内上髁炎（高尔夫球肘）

1. 前臂屈肌腱牵拉试验（forearm flexor tendon traction test，**图 4-10**）

诊断：肱骨内上髁炎。

患者：坐位或站立位，上肢放松。

检查者：一手置于患者肘部，另一手将患者前臂被动旋后，同时伸腕、伸肘。

阳性结果：肱骨内上髁疼痛或内上髁近端肌肉肌腱接合处疼痛。

原理：牵拉屈肌腱的附着处，即肱骨内上髁，以诱发内上髁处疼痛。

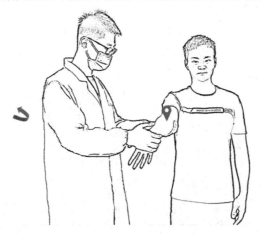

图 4-10　前臂屈肌腱牵拉试验

2. 屈腕抗阻试验(wrist flexion resistance test，**图 4-11**)

诊断：肱骨内上髁炎。

患者：坐位或站立位，患肢放松，肘稍屈曲，前臂中立位。

检查者：一手置于患者肱骨内上髁处，另一手置于患者掌心，引导患者抗阻旋前、屈腕。

阳性结果：肱骨内上髁疼痛或内上髁近端肌肉肌腱接合处疼痛。

原理：牵拉旋前圆肌附着处，即肱骨内上髁，以诱发肱骨内上髁处疼痛。

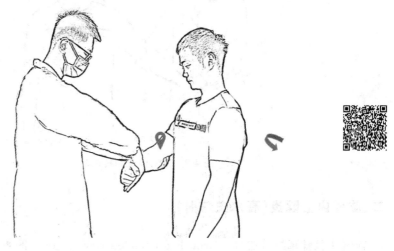

图 4-11　屈腕抗阻试验

三、肘关节不稳定

1. 肘内翻应力试验(elbow varus stress test，**图 4-12**)

诊断：肘关节桡侧副韧带损伤。

患者：坐位或站立位，患肢放松，肘屈曲约 30°（使鹰嘴离开鹰嘴窝），前臂旋前位。

检查者：一手置于患者肱骨远端内侧以固定肘关节，中指或无名指触诊桡侧副韧带，另一手在患者前臂远端施加应力，使肘内翻。

阳性结果：肘关节桡侧副韧带处出现疼痛或关节间隙增大。

原理：桡侧副韧带损伤后，其防止肘关节内翻的作用减弱，从而出现肘关节处疼痛或过度运动。

2. 肘外翻应力试验(elbow valgus stress test，**图 4-13**)

诊断：肘关节尺侧副韧带损伤。

患者：坐位或站立位，患肢放松，肘屈曲约 30°（使鹰嘴离开鹰嘴窝），前臂旋后。

检查者：一手置于患者肱骨远端外侧以固定肘关节，中指或无名指触诊尺侧副韧带，另一手在前臂远端施加应力，使肘外翻。

阳性结果:肘关节尺侧副韧带处出现疼痛或关节间隙增大。

原理:尺侧副韧带损伤后,其防止肘关节外翻的作用减弱,从而出现肘关节处疼痛或过度运动。

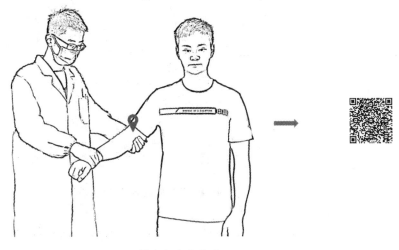

图 4-12　肘内翻应力试验

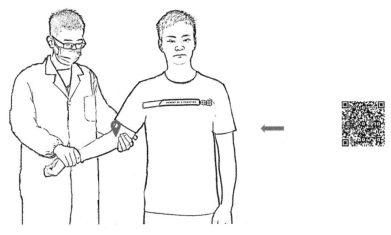

图 4-13　肘外翻应力试验

3. 后外侧旋转不稳定试验(posterolateral rotary instability test,**图 4-14**)

诊断:肘关节外侧旋转不稳定。

患者:仰卧位,将患肢置于头顶。

检查者:位于患者头侧,一手握住肘关节,另一手握住腕关节,使肩关节外旋至最大角度,然后在前臂旋后的姿势下施加外翻的力,同时沿前臂中轴施加轴向压力。

阳性结果:桡骨往后外侧方向出现亚脱臼,有不稳定感,有时自觉疼痛。

原理:外侧副韧带损伤后,其防止肘关节后外侧旋转的作用减弱,当尺骨和桡骨一起进行后外侧旋转时可致肘关节不稳、半脱位或脱位,出现疼痛、交锁、弹响等机械症状。

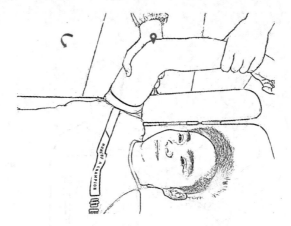

图 4-14　后外侧旋转不稳定试验

第五章　腕关节和手部损伤与特殊检查

第一节　腕关节和手部解剖学基础

一、手骨

手骨包括腕骨、掌骨和指骨。腕骨为短骨，排成两列。近侧列 4 块，自桡侧到尺侧为手舟骨、月骨、三角骨和豌豆骨，前 3 块共同组成椭圆形关节头，与桡骨下端腕关节面形成桡腕关节；远侧列 4 块，自桡侧到尺侧为大多角骨、小多角骨、头状骨与钩骨，均与掌骨底相关节。掌骨共 5 块，为长骨，分为一体两端，近侧端为掌骨底，与腕骨关节面相关节，远侧端为掌骨头，与指骨底相关节。指骨共 14 块，均为长骨，除拇指只有近节、远节指骨外，其余四指均有近节、中节和远节指骨。

二、腕关节和手关节

1. 桡腕关节

桡腕关节是椭圆关节(图 5-1)，由桡骨的腕关节面和尺骨下方的关节盘组成的关节窝，与近侧列的手舟骨、月骨和三角骨组成的关节头相关节，可做屈、伸、内收、外展以及环转运动。

2. 腕骨间关节

腕骨间关节分为三个部分(图 5-1)：一是近侧列腕骨间关节，二是远侧列腕骨间关节，三是近侧列与远侧列之间的腕中关节。腕骨间关节属微动关节，只能做轻微的滑动和转动，并可与桡腕关节联合运动。

3. 腕掌关节

腕掌关节由远侧列腕骨与各掌骨底构成(图 5-1)。拇指腕掌关节是由大多角骨

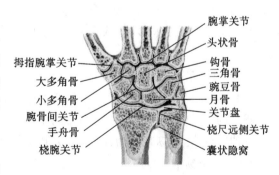

图 5-1　腕关节和手关节(右)

与第 1 掌骨底构成的独立的鞍状关节，关节囊松弛，可做屈、伸、内收、外展、环转及对掌运动。余下的腕掌关节被包在一个关节囊内，第 2～4 指的腕掌关节属于平面关节，活动度甚小，第 5 指的腕掌关节活动度稍大。

4. 掌骨间关节

掌骨间关节是指第 2～5 掌骨底毗邻面之间的平面关节(图 5-1),其各自的关节囊与关节腔都与腕掌关节相连,属于微动关节。

5. 掌指关节

掌指关节共 5 个,由掌骨头与近节指骨底构成,属于球窝关节。当掌指处于一个平面时,可做屈、伸、内收、外展及微小的旋转运动,但掌指处于垂直角度时,则不能做后 3 种运动。掌指关节的内收、外展是以通过中指的正中线为准的。关节囊较松弛,其两侧有掌指关节侧副韧带加强。

6. 指骨间关节

指骨间关节共 9 个,由近节指骨、中节指骨和远节指骨相对应的关节面构成滑车关节(屈戍关节),只能完成屈、伸运动。关节囊背侧较松弛,运动时屈的幅度比伸的要大。

三、腕关节韧带

1. 关节盘

关节盘亦称三角软骨,由纤维软骨组成,平面略呈三角形,位于尺骨头与三角骨之间的狭长区域内,其底连于桡骨下端内侧的尺骨切迹下缘,与桡骨远端关节面相移行,尖部附于尺骨茎突的桡侧及其底小窝,部分与尺侧副韧带相连。关节盘的两面呈双凹形,其上面与尺骨头相关节,下面与月骨的内侧部和三角骨构成桡腕关节的一部分。关节盘将桡尺远侧关节腔和桡腕关节的关节腔分隔,当关节盘中央部分穿孔时,两关节腔之间相通。关节盘在腕骨与尺骨的远端之间发挥"缓冲垫"的作用,并且有紧密连接桡、尺骨和限制其过度运动的作用。

2. 桡尺远侧韧带

桡尺远侧韧带是连接桡骨远端与尺骨头的韧带,为桡尺远侧关节的主要稳定结构。此韧带分为掌侧和背侧桡尺韧带,分别起自桡骨乙状切迹掌、背侧缘,在乙状切迹与尺骨茎突之间的中部分为浅、深两层,浅层韧带止于尺骨茎突基底部,深层韧带止于尺骨茎突下陷窝。

3. 尺月韧带

尺月韧带(ULL)大部分起自三角纤维软骨桡侧半的掌侧缘,小部分起自桡骨远端月骨窝掌侧缘的最尺侧,止于月骨尺侧半的掌面和月三角韧带。尺月韧带主要在腕关节尺偏、旋后和背伸时受力,此韧带较为强韧,是稳定月骨的重要结构。

4. 尺三角韧带

尺三角韧带(UTL)是连接尺骨远端与三角骨的韧带,起自尺骨茎突基底的桡掌侧面,止于三角骨的掌侧面和掌侧月三角韧带。此韧带较为薄弱。

5. 舟月韧带

舟月韧带为连接手舟骨与月骨的韧带。

6. 月三角韧带

月三角韧带为连接月骨与三角骨的韧带。

7. 伸肌支持带

伸肌支持带又称腕背侧韧带（图5-2），是由前臂及手背面的深筋膜在腕背侧增厚形成的韧带。外侧附着于桡骨外侧，内侧附着于三角骨和豌豆骨，深面形成6个间隔附着于桡尺骨，有伸肌腱通过，桡骨茎突腱鞘为第一个腱鞘，形成一个单独的管道，拇长展肌和拇短伸肌自桡、尺骨背面及骨间膜起始部下行，于桡骨茎突处两条肌腱共同行于第一腱鞘管道。当腕关节活动时，肌腱与鞘管形成一定角度，发生摩擦。

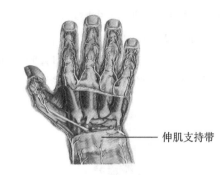

伸肌支持带

图5-2　伸肌支持带

8. 屈肌支持带

屈肌支持带又称腕横韧带，外侧分两层附着于舟骨结节和大多角骨结节，内侧附着于豌豆骨和钩骨钩，深面为腕管，对腕管内肌腱和神经起到支持和保护的作用，并能改变肌腱的运动方向。

腕管是一个由腕骨和屈肌支持带组成的骨纤维管道，正中神经和屈肌腱从腕管中通过（拇长屈肌腱、4条指浅屈肌腱、4条指深屈肌腱），正中神经在屈肌支持带远端发出返支，支配拇短展肌、拇短屈肌和拇对掌肌，其终支支配拇指、示指、中指和环指桡侧掌面半皮肤（图5-3）。

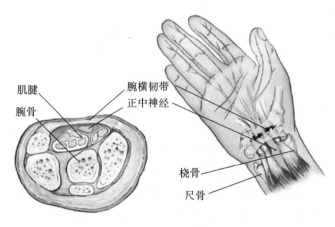

肌腱
腕骨
腕横韧带
正中神经
桡骨
尺骨

图5-3　腕管

四、腕部肌肉

1. 拇长展肌

拇长展肌近端附着于桡骨、尺骨和前臂骨间膜的背面（图5-4），远端附着于第1掌骨底，受桡神经支配，参与拇指外展动作。

2. 拇短伸肌

拇短伸肌近端附着于桡骨、尺骨和前臂骨间膜的背面(图 5-4),远端附着于拇指近节指骨底,受桡神经支配,参与拇指伸动作。

3. 指深屈肌

指深屈肌近端附着于尺骨和骨间膜前面(图 5-5),远端附着于第 2~5 指远节指骨底,受尺神经和正中神经支配,参与屈腕、第 2~5 指远节指骨动作。

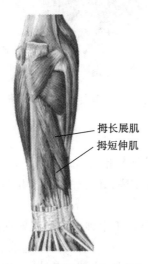
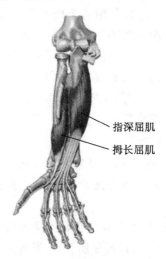

拇长展肌
拇短伸肌

指深屈肌
拇长屈肌

图 5-4 拇长展肌和拇短伸肌　　　　图 5-5 指深屈肌和拇长屈肌

4. 拇长屈肌

拇长屈肌近端附着于桡骨上端前面及附近的骨间膜(图 5-5),远端附着于拇指远节指骨底掌面,受正中神经支配,参与屈拇指指骨间关节和掌指关节动作。

五、手腕部神经

1. 尺神经

尺神经自臂丛内侧束发出(图 5-6),穿腋窝下行至肱骨内上髁后方的尺神经沟,向前行至前臂前内侧部,在桡腕关节上方发出手背支,主干在豌豆骨桡侧,在掌腱膜深面、腕管浅面进入手掌。尺神经支配尺侧腕屈肌、指深屈肌尺侧半、小鱼际肌、拇收肌、骨间掌侧肌、骨间背侧肌及第 3、4 蚓状肌;手部感觉神经感知手背尺侧半和小指,环指尺侧半指背皮肤,环指桡侧半及中指尺侧半的近节指背面皮肤,以及小鱼际肌表面、小指掌面和环指尺侧半掌面皮肤。

2. 正中神经

正中神经由发自臂丛内侧束和外侧束的内侧根和外侧根汇合而成(图 5-6),伴随肱动脉降至肘窝,继续向下穿旋前圆肌和指浅屈肌腱弓后在前臂正中下行,经屈肌支持带深面的腕管,最后在掌腱膜深面分布至手掌。正中神经支配除肱桡肌、尺侧腕屈肌和指深屈肌尺侧半以外的所有前臂屈肌和旋前肌,在手部支配除拇收肌以外的鱼际肌群和第1、2蚓状肌。正中神经手部感觉神经感知桡侧半手掌、三个半手指掌面皮肤及中节和远节指骨背面皮肤。

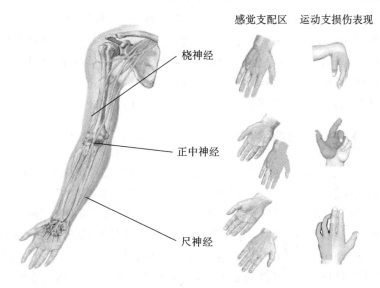

感觉支配区　运动支损伤表现

桡神经

正中神经

尺神经

图 5-6　尺神经、正中神经和桡神经

3. 桡神经

桡神经由臂丛后束发出(图5-6),始位于腋动脉的后方,先经肱三头肌长头和内侧头之间,后沿桡神经沟下行,在肱骨外上髁上方穿行至前方,分为浅支和深支。浅支分布于手背桡侧半皮肤和桡侧两个半手指近节背面的皮肤;深支分布于前臂伸肌群、桡尺远侧关节、腕关节和掌骨间关节。

第二节　腕关节和手部损伤

一、腕关节不稳定(wrist joint instability)

腕关节不稳定是一组以腕关节骨性成分组合关系或运动异常,不能承受生理负荷为主要特征的临床症状,可分为分离型和非分离型腕关节不稳定两类。前者包括舟月分离型腕关节不稳定和月三角分离型腕关节不稳定;后者包括腕尺侧偏移型、腕桡侧偏移型、单纯桡腕关节脱位以及非分离型腕中关节不稳定。腕关节不稳定常有明确的外伤史,如运动、日常活动造成腕关节处骨折,或强度过大的运动使腕关节处肌肉与韧带疲劳与松弛。临床主要表现为局部有压痛,动态性腕不稳,腕关节部位有明显的肿胀、疼痛,屈伸或负重活动时有明显的腕关节部位拉伸或有腕关节部位异常的活动出现,疼痛加剧。腕关节不稳定常见于击剑、羽毛球、乒乓球等项目运动员。

二、拇指腕掌关节炎 (thumb carpometacarpal arthritis)

拇指腕掌关节炎是指拇指根部(即第一掌骨基底部)与大多角骨之间的腕掌关节以及大多角骨与手舟骨之间的腕骨间关节由于劳损或退变而发生关节炎。关节软骨压力负荷过大可能是最初的原因,韧带松弛也可能是原因之一。临床主要表现为拇指根部疼痛,如书写、拧瓶盖、用钥匙开门或做其他精细动作时疼痛,多为持续性,可进一步发生肌肉萎缩、粘连性关节炎及关节强直。拇指腕掌关节炎常见于铅球、橄榄球等项目运动员。

三、桡骨茎突狭窄性腱鞘炎 (stenosing tendovaginitis of radial styloid)

桡骨茎突狭窄性腱鞘炎是由于拇指或腕部活动频繁,肌腱与腱鞘局部出现渗出、水肿和纤维化,造成肌腱在腱鞘内的滑动受阻而引起的临床症状。局部组织退行性改变及手指过度屈伸活动的机械性刺激可能是其发生原因之一。当拇指和腕部活动,如反复地拍打篮球或进行网球与羽毛球的扣击时,此折角角度加大,使拇短伸肌和拇长展肌腱在桡骨茎突部腱鞘内长期反复挤压、摩擦,导致该处肌腱与腱鞘产生力学上的关系紊乱,继而产生无菌性炎症反应,进而致使鞘管壁变厚、肌腱局部增粗,逐渐产生狭窄症状。临床主要表现为桡骨茎突处隆起、疼痛,可向前臂放射,活动拇指时疼痛加重,不能提重物,该处压痛明显,或可触及硬结节,腕和拇指活动稍受限。桡骨茎突狭窄性腱鞘炎常见于步枪、举重、羽毛球等项目运动员。

四、腕关节三角纤维软骨复合体损伤 (TFCC 损伤)

TFCC 是腕关节尺侧的重要结构,包括关节盘、半月板同系物、掌侧和背侧远桡尺韧带、尺侧伸腕肌腱鞘深层、尺侧关节囊、尺月韧带和尺三角韧带。TFCC 损伤多由创伤或退化引起,多发生于跌倒时手掌撑地、腕关节过度背伸、前臂旋前或向尺侧偏斜等扭转挤压的暴力致伤,三角纤维软骨盘挤压于尺骨、三角骨及月骨之间而发生破裂或撕脱;也有腕部经常做支撑固定动作时,因反复背伸、旋转挤压引起软骨的慢性损伤。临床主要表现为腕关节尺侧疼痛,影响日常活动,其他症状为产生肿胀、弹响、卡压感,关节活动时有摩擦音,无力,关节不稳定等。TFCC 损伤常见于羽毛球、体操、排球等项目运动员。

五、腕管综合征 (carpal tunnel syndrome, CTS)

CTS 俗称"鼠标手",是正中神经在腕管内遭到挤压而引起的一种周围神经卡压综合征。任何能使腕管内容物增多、增大或使腕管容积缩小的因素都可能导致本病,如腕部骨折或损伤、腕管内占位性病变、腕部感染、风湿或类风湿、创伤或退行性病变等因素。手、腕、指的运动(如投铅球、举重等)和某些特定姿势(如捏、握,加上腕的屈曲和牵伸)以及手指屈曲到某个角度都可使腕管内压力增大而导致腕管综合征。夜间手指麻木很多时候是腕管综合征的首发症状。临床主要表现为腕前部疼痛及手部麻木无力(拇指、示指、中指区域);拇指外展、屈曲和对掌肌力减弱;压迫腕掌侧可加重症状,严重者可见鱼际肌萎缩、瘫痪;屈腕试验和神经干叩击试验均呈阳性。腕管综合征常见于射击、举重等项目运动员。

六、拇长屈肌腱狭窄性腱鞘炎(stenosing tenosynovitis of flexor pollicis longus tendon)

拇长屈肌腱狭窄性腱鞘炎是指拇指过度劳损、骨关节炎或创伤导致感染引起的相应临床症状。拇长屈肌腱经过第一掌骨颈部,进入由掌骨掌侧骨沟和鞘状韧带所构成的狭窄通道,其被多次反复挤压、摩擦、牵拉,导致鞘管充血水肿而增厚,引起腱鞘狭窄;同时拇长屈肌腱从拇短屈肌的浅头和深头之间穿过,两个肌腱长期与腱鞘摩擦,引起慢性炎症,导致腱鞘狭窄。当肿大的肌腱滑过狭窄的鞘管时,会产生一个弹响,故又称为扳机指或弹响指。当运动员平时为增加握力而反复进行训练时,容易导致该炎症反应。临床主要表现为手掌部疼痛、压痛和患指屈伸功能障碍,晨起明显,活动后减轻或消失。拇长屈肌腱狭窄性腱鞘炎常见于射击等项目运动员。

七、指屈肌腱损伤(flexor tendon injury of finger)

指屈肌腱损伤多为开放性损伤,是手外科急诊最常见的病症之一,常见病因有锐器伤(玻璃切割伤和刀伤)和机器伤(电锯伤和电刨伤)。前者多为单纯肌腱损伤,后者多为皮肤、骨关节、神经、血管等组织的复合伤。根据损伤的肌腱不同,指屈肌腱损伤可分为指深屈肌腱损伤(伤指的远侧指间关节不能主动屈曲,近侧指间关节能主动屈曲)、指浅屈肌腱损伤(被动控制其他手指在伸直位时,伤指的近侧指间关节不能主动屈曲)、拇长屈肌腱损伤(拇指指间关节不能主动屈曲)。临床主要表现为指间关节的主动屈曲活动丧失。指屈肌腱损伤常见于排球、篮球等项目运动员。

八、指伸肌腱损伤(extensor tendon injury of finger)

单纯的指伸肌腱损伤多见于锐器伤(玻璃切割伤和刀伤等);指伸肌腱复合伤多见于机器伤(电锯伤和电刨伤等)。指伸肌腱从拉伸开始直至发生断裂时,其应力是逐步增大的,当作用于肌腱的负荷超出了生理极限的强度即可发生损伤,多为屈曲远节指骨在90°以后的外力作用所致。此损伤一般发生于运动过程中出现的外伤或砸伤,临床主要表现为相应指间关节不能主动伸直,并可出现畸形,呈半屈曲状,称"锤状指"。指伸肌腱损伤常见于篮球等项目运动员。

九、正中神经损伤(median nerve injury)

正中神经损伤多见于火器伤、玻璃割伤、刀伤及机器伤,尤以正中神经的分支手部指神经伤为多见。在运动中一般发生意外造成肱骨骨折或挤压,常合并正中神经损伤。正中神经常因腕部骨质增生、腕横韧带肥厚或局部压力过大,产生力学上的改变而出现慢性神经压迫。正中神经损伤临床主要表现为相应皮节感觉消失,拇指不能对指对掌,外展功能受限,拇指、示指屈曲受阻,前臂旋前不能或受限,旋前圆肌、桡侧腕屈肌、掌长肌、拇长屈肌等肌肉功能障碍。该损伤较少见于运动员。

十、尺神经损伤(ulnar nerve injury)

尺神经损伤通常由腕部及肘部锐器伤、挤压伤及牵拉伤或肘关节骨折、脱位所致。在运动中一般发生意外造成肘部肱骨内髁骨折、前臂尺桡骨骨折,会合并尺神经损伤。当尺神经行径处局部面对较大的压迫,会产生较大的力学累积而出现损伤。尺神经损伤临床主要表现为手部尺侧半和尺侧一个半手指感觉障碍,特别是小指感觉消失,骨间肌瘫痪致掌骨不能合拢,第3、4蚓状肌瘫痪使第3、4指掌指关节不能屈曲,第4、5指的第2指间关节不能伸直,拇收肌瘫痪导致拇指不能内收而外展,形成"爪形手",同时屈腕力量减弱,手部精细活动受限。尺神经损伤常见于自行车、射击等项目运动员。

十一、桡神经损伤(radial nerve injury)

桡神经损伤多由肱骨骨折或骨折愈合过程中,骨痂生长过度牵拉或压迫桡神经引发。桡神经损伤典型临床表现为垂腕;肱三头肌、肱桡肌、桡侧腕长伸肌、桡侧腕短伸肌、旋后肌、伸指总肌、尺侧腕伸肌及食指、小指固有伸肌均瘫痪;手背桡侧、上臂下半桡侧的后部及前臂后部感觉减退。

第三节 腕关节和手部损伤特殊检查

一、腕部炎症反应

1. 屈拇握拳试验(Finkelstein test,图 5-7)

诊断:桡骨茎突狭窄性腱鞘炎。

患者:坐位或站立位,先将患侧拇指屈曲,然后握拳,将拇指握于手掌,同时将腕向尺侧倾斜。

检查者:观察患者动作和面部表情,或者使患者患肢放松,引导其完成上述动作。双侧对比检查。

阳性结果:引起桡骨茎突部位疼痛。

原理:桡骨茎突部有一窄而浅的骨沟,沟面覆以腕背横韧带,形成一个骨纤维性鞘管。拇长展肌腱和拇短伸肌腱通过此鞘管后,折成一定的角度,分别止于第一掌骨底和拇指近节指骨底,肌腱滑动时产生较大的摩擦力。当发生腱鞘炎时,鞘管壁变厚,肌腱局部增粗,逐渐产生狭窄症状。该动作牵拉拇长展肌腱和拇短伸肌腱,进一步增加摩擦力,产生疼痛。

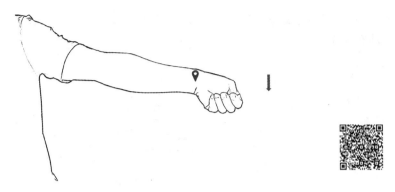

图 5-7　屈拇握拳试验

2. 挤压试验（squeezing test，图 5-8）

诊断：拇指腕掌关节不适、骨性关节炎。

患者：坐位或站立位，放松手部。

检查者：一手从尺侧固定患者腕部，另一手握住第 1 掌骨，并施加轴向压力。

阳性结果：引起疼痛或弹响。

原理：挤压该关节会促发炎性部位出现疼痛。

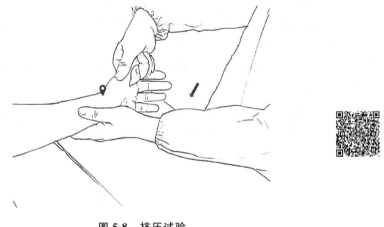

图 5-8　挤压试验

二、腕关节不稳定

1. 琴键试验（piano-key test，图 5-9）

诊断：远侧桡尺关节不稳。

患者：坐位或站立位，前臂旋前。

检查者：一手托住患者腕关节，另一手示指如琴键样按压患者尺骨远端背侧。双侧对比检查。

阳性结果：出现疼痛、弹响、旋后和（或）尺骨向掌侧塌陷，而在检查者停止按压后可如琴键样弹回初始位置。

原理:前臂旋前暴露尺骨头位点,示指给予尺骨压力使其移动、脱位或不稳,从而出现异常活动和疼痛。

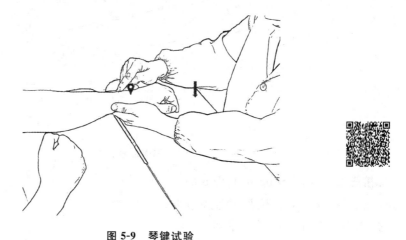

图 5-9　琴键试验

2. 远侧桡尺关节冲击试验(impact test of distal radioulnar joint,**图 5-10**)

诊断:远侧桡尺关节不稳。

患者:坐位,患肢前臂放松,置于桌面。

检查者:一手握住患者的桡骨远端,另一手捏住患者的尺骨远端,在腕关节处于中立位和旋前、旋后位时,向掌侧、背侧推移尺骨。

阳性结果:旋前位时远侧桡尺关节明显不稳,出现相对活动,提示远侧桡尺关节间隙增大而存在静态的远侧桡尺关节分离。

原理:置于桌面的前臂肌肉放松,腕关节中立位为其功能位,旋前位时远侧桡尺关节韧带紧张,当韧带损伤时,尺骨和桡骨远端出现相对活动。

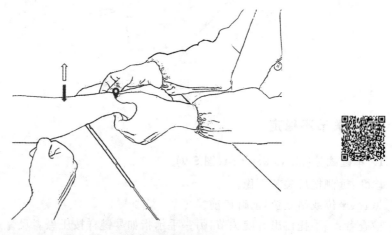

图 5-10　远侧桡尺关节冲击试验

3. 舟月冲击试验(scaphoid-lunate impact test,**图 5-11**)

诊断:舟月韧带损伤、舟月分离型腕关节不稳定。

患者:坐位或站立位,患肢前臂旋前并放松。

检查者:一手拇指置于患者手舟骨的近极,食指置于舟骨结节,另一手拇指按压月骨背侧,将手舟骨和月骨相对错动、推移。

阳性结果:出现疼痛或浮球感。

原理:前臂旋前,放松腕关节周围肌肉韧带,若舟月韧带损伤,则手舟骨、月骨相对错动时关节的活动范围增大,引发疼痛。

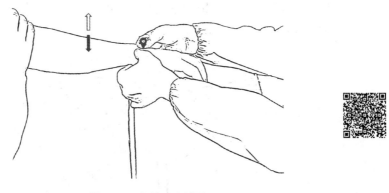

图 5-11　舟月冲击试验

4. 舟骨漂浮试验(Watson's test,图 5-12)

诊断:舟月韧带损伤、舟月分离型腕关节不稳定。

患者:坐位或站立位,腕关节处于中立位,充分尺偏。

检查者:一手从桡侧握住患者的手腕,将拇指置于舟骨结节之上并持续向背侧施压,其余手指环绕尺骨远端,另一手扶住患者的手掌,引导腕关节的位置,从腕关节尺偏和轻度背伸开始,使得腕关节向桡侧、掌屈移动。双侧对比检查。

阳性结果:轻症表现为腕背侧手舟骨近极的对应部位疼痛和压痛,较重症可表现为腕背侧手舟骨近极的对应部位疼痛和弹响,更重症可出现明显桡舟关节脱位。

原理:腕关节处于中立位时掌部肌肉韧带放松,若舟月韧带损伤,其牵拉作用减弱或消失,按压舟骨会出现疼痛及异常活动。

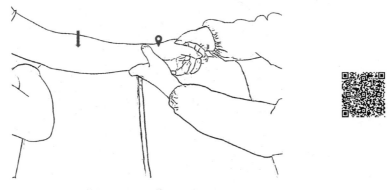

图 5-12　舟骨漂浮试验

5. 月三角冲击试验(Reagan test,**图 5-13**)

诊断:月三角韧带损伤、月三角分离型腕关节不稳定。

患者:坐位,患肢手放松置于桌面,前臂旋前。

检查者:一手拇指、食指捏住患者三角骨背侧及豌豆骨掌侧,另一手拇指、食指捏住月骨背侧、掌侧,稳定月骨后,向掌侧、背侧推移三角骨。

阳性结果:月三角间隙产生疼痛。

原理:前臂旋前,放松三角骨周围韧带,若月三角韧带损伤,则三角骨、月骨相对推移时关节的活动范围增大,引发疼痛。

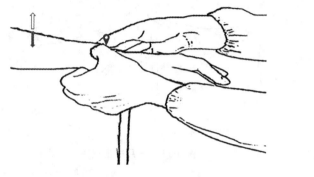

图 5-13　月三角冲击试验

6. 月三角剥脱试验(Kleinman test,**图 5-14**)

诊断:月三角分离型腕关节不稳定。

患者:坐位或站立位,患肢旋前,置于桌面。

检查者:一只手托起患者患手手掌,另一只手食指顶住月骨背侧,用拇指按压豌豆骨尺侧的三角骨。

阳性结果:出现疼痛、摩擦感或弹响。

原理:分别给予三角骨和月骨相反压力可激发月三角关节病变部位疼痛。

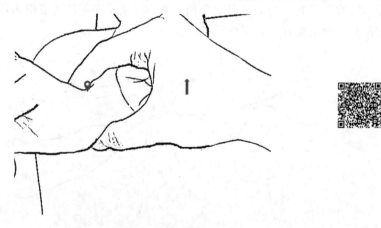

图 5-14　月三角剥脱试验

7. 月三角骨剪切试验(Linscheid test,图 5-15)

诊断:月三角韧带损伤、月三角分离型腕关节不稳定。

患者:坐位或站立位。

检查者:用拇指向桡侧按压三角骨的尺侧缘。

阳性结果:月三角间隙疼痛。

原理:由于存在腕横弓,所以水平方向的按压会在月骨和三角骨之间产生一个剪切应力,若韧带损伤则会引起疼痛。

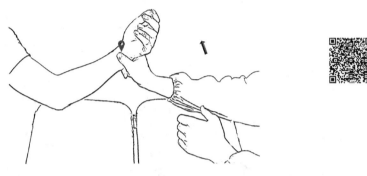

图 5-15　月三角骨剪切试验

三、三角纤维软骨复合体病变

1. 尺腕应力试验(UCST,图 5-16)

诊断:腕三角纤维软骨盘损伤。

患者:坐位,肘部置于桌面,手放松。

检查者:一手从桡侧稳定患者腕部,拇指置于腕背侧,保持腕关节尺偏,使患者前臂被动旋前、旋后。

阳性体征:腕关节尺侧出现疼痛、弹响或交锁。

原理:腕关节尺偏使关节腔受挤压,当前臂旋转时,腕三角纤维软骨复合体病变,尺骨会脱离腕关节,导致疼痛。

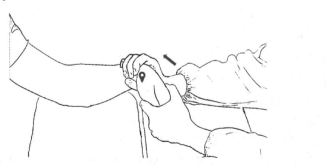

图 5-16　尺腕应力试验

2. 三角形纤维软骨复合体负荷试验（TFCC compression test，**图 5-17**）

诊断：腕三角软骨盘损伤。

患者：坐位，患手放松。

检查者：一手握住患者前臂远端，另一手握住患手，使腕关节极度屈曲，被动旋前、尺偏，并旋转挤压。

阳性体征：腕关节尺侧出现疼痛或弹响。

原理：当旋转前臂、屈曲腕关节时，腕关节尺侧受到挤压和研磨，若腕三角软骨盘损伤则出现疼痛。

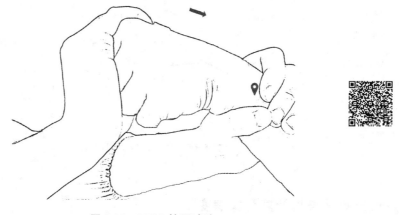

图 5-17　TFCC 挤压试验

四、腕管综合征

1. 屈腕试验（Phalen test，**图 5-18**）

诊断：腕管综合征。

患者：坐位或站立位。

检查者：嘱患者抬起双手，双手手背相贴，保持腕关节完全屈曲的位置 1～2 min。

阳性结果：在正中神经分布的支配区域出现感觉异常或感觉异常加重。

原理：关节完全屈曲可使腕管更为狭窄，诱发腕管综合征病人的典型体征，患侧即会诱发出正中神经刺激症状。

2. 反向屈腕试验（reverse Phalen test，**图 5-19**）

诊断：腕管综合征。

患者：坐位或站立位。

检查者：嘱患者抬起双手，双手手掌相对，保持腕关节背伸约 90°的位置 1～2 min。

阳性结果：正中神经支配区域出现感觉异常或感觉异常加重。

原理：腕关节背伸使关节囊放松，关节韧带得到加强，正中神经因腕管狭窄受到压迫。

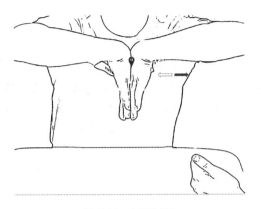

图 5-18 屈腕试验

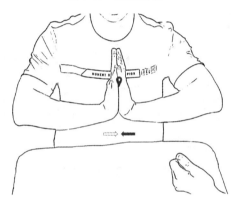

图 5-19 反向屈腕试验

3. 腕部压迫试验(carpal compression test,图 5-20)

诊断:腕管综合征。

患者:坐位,患肢前臂旋后,手心向上。

检查者:双手握住患者手掌,两个拇指持续用力按压腕管中的正中神经 15 s 以上。

阳性结果:引起正中神经支配的感觉区域麻木、刺痛或者感觉异常。

原理:前臂旋后,暴露正中神经检查位点,腕管狭窄受到压迫。

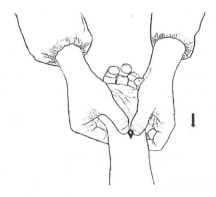

图 5-20 腕部压迫试验

4. 腕部叩击试验(Tinel sign,**图 5-21**)

诊断:腕管综合征。

患者:坐位,患肢前臂旋后平放于桌面,掌心向上。

检查者:一只手托起患手,另一只手轻扣腕部掌侧腕横韧带近侧缘中点。

阳性结果:引起正中神经支配的感觉区域麻木、刺痛或者感觉异常。

原理:前臂旋后,暴露正中神经检查位点,腕管狭窄压迫正中神经,表现出正中神经压迫症状等。

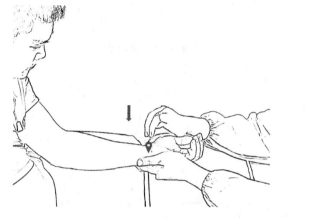

图 5-21　腕部叩击试验

五、手腕部肌肉、肌腱检查

1. 肌腱嵌顿征(tendon incarceration sign,**图 5-22**)

诊断:拇长屈肌腱狭窄性腱鞘炎。

患者:患肢手掌张开伸直。

检查者:嘱患者弯曲拇指,再伸直。

阳性结果:当患者弯曲患指时,突然停留在半弯曲位,手指既不能伸直,又不能屈曲,像被突然"卡"住一样,酸痛难忍。若用另一手协助扳动,手指又能活动,并产生像扳枪机样的动作及弹响。

原理:手的屈肌腱均有腱鞘将其束于掌骨头和指骨上,从而防止屈指时屈肌腱向掌心弹射和两侧滑移,肌腱弹射力以掌指关节处最大,该处腱鞘最厚,为环状韧带。手指用力时屈肌腱与环状韧带摩擦,在长期用力使用手的活动中二者都可发生慢性损伤,致腱鞘、肌腱水肿、增生、粘连。纤维鞘管因充血、水肿亦明显增厚,从而使骨纤维鞘管狭窄压迫肌腱,肌腱可呈结节状或葫芦状肿大,妨碍肌腱滑动。

2. 指深屈肌试验(finger deep flexor test,**图 5-23**)

诊断:指深屈肌腱损伤或神经支配障碍。

患者:患手固定于伸直位。

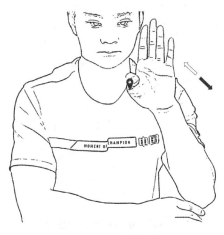

图 5-22　肌腱嵌顿征

检查者:一手将患者掌指关节和近端指骨间关节固定在伸直位,嘱患者屈曲远端指骨间关节。

阳性结果:患者无法单独屈曲远端指骨间关节。

原理:指深屈肌主要作用为屈曲第 2～5 指的远端与近端指骨间关节、掌指关节和桡腕关节,若指深屈肌腱损伤或该指深屈肌的神经支配发生障碍,则无法单独屈曲远端指骨间关节。

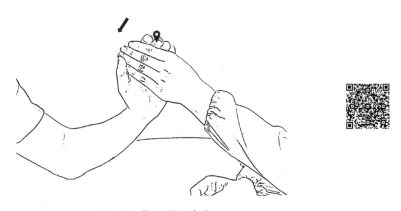

图 5-23　指深屈肌试验

3. 指深屈肌肌力试验(finger deep flexor muscle strength test,图 5-24)

诊断:指深屈肌肌力减弱。

患者:坐位,手置于桌上,掌面紧贴于桌面,小指在桌面上做搔抓运动,再用手握拳。

检查者:观察患者小指是否可在桌面上完成搔抓运动,或患者握拳时,第 4/5 指是否能屈曲。

阳性结果:患者小指无法在桌面上完成搔抓运动;或患者握拳时,第 4/5 指保持伸直位,提示指深屈肌无力或瘫痪。

原理:第 3、4 指深屈肌的主要功能是使第 3、4 指末节屈曲。该肌瘫痪时,手向桡侧偏斜,不能屈腕;轻度瘫痪时,第 4、5 指不能握拳,为尺神经麻痹的症状。

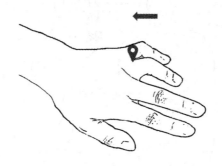

图 5-24　指深屈肌肌力试验

4. 指浅屈肌试验(finger superficial flexor test,**图 5-25**)

诊断:指浅屈肌腱损伤。

患者:患手固定于伸直位。

检查者:嘱患者屈曲近端指骨间关节,使指浅屈肌单独运动。

阳性结果:患者无法单独屈曲近端指骨间关节。

原理:指浅屈肌主要作用为屈曲近端指骨间关节,协助屈腕与屈曲掌指关节,若指浅屈肌腱损伤,则无法单独屈曲近端指骨间关节。

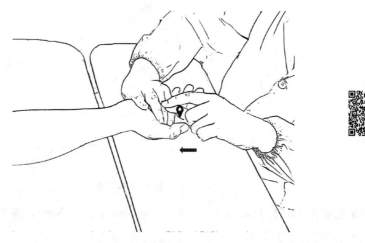

图 5-25　指浅屈肌试验

5. 固有加成试验(Bunnel-littler test,**图 5-26**)

诊断:手固有肌肉紧张或关节囊挛缩(检查掌指关节周围结构)。

患者:手部呈休息位。

检查者:一手固定患者的掌指关节近端中部,使掌指关节保持伸直位;另一手屈曲该指近端指骨间关节和远端指骨间关节。然后使患者掌指关节屈曲,再试着屈曲近端指骨间关节和远端指骨间关节。

阳性结果:当掌指关节保持伸直位时,无法完全屈曲近端指骨间关节和远端指骨间关节,而当掌指关节屈曲时,近端指骨间关节和远端指骨间关节可完全屈曲,提示为手固有肌肉紧张;若无论掌指关节为何种姿势,近端指骨间关节均无法屈曲,提示近端指骨间关节囊紧张;若掌指关节屈曲,近端指骨间关节和远端指骨间关节活动度减小,提示伸肌腱挛缩。

原理:当掌指关节保持伸直位时,蚓状肌等手内在肌处于被拉长的状态,而当屈曲近端和远端指骨间关节时,需要其收缩进行辅助。当手内在肌紧张时,无法进行收缩来帮助关节进行屈曲,所以掌指关节保持伸直位时,无法屈曲近端和远端指骨间关节,而保持屈曲位时,则可以屈曲。

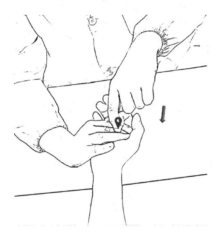

图 5-26　固有加成试验

6. 中央束完整性试验(Elson test,图 5-27)

诊断:急性中央束撕裂。

患者:手心向下,将手放在桌子的边缘,近端指骨间关节屈曲 90°。

检查者:一手指固定患者患指近节指骨,另一手指在中节指骨处给予患者阻力,令患者抵抗阻力伸展手指,并观察患者关节的活动。

阳性结果:近端指骨间关节伸展无力,并且出现远端指骨间关节过伸。

原理:指伸肌主要分为中央腱束和两个外侧腱束。中央腱束止于中节指骨近端,负责中节指骨关节的伸直。两外侧腱束附着于远节指骨近端,主要负责远节指骨关节的伸直。

六、手神经损伤

1. OK 征(Pinch Girp sign,图 5-28)

诊断:正中神经损伤。

患者:坐位或站立位。

检查者:嘱患者用患手进行精确的对指活动,即 OK 手势。

阳性结果:无法完成此动作。

原理:前臂前侧骨间正中神经分支的压力过大,导致拇长伸肌和指深屈肌麻痹,无法完成动作。

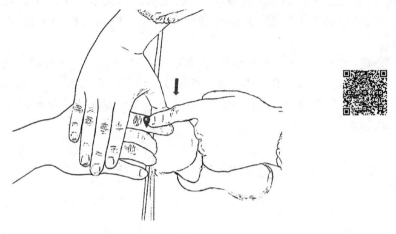

图 5-27　中央束完整性试验

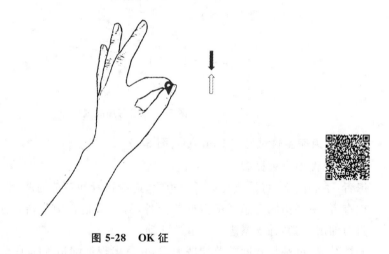

图 5-28　OK 征

2. Wartenberg 征(Wartenberg sign,**图 5-29**)

诊断:尺神经损伤。

患者:坐位,双手前臂旋前,掌面朝下,置于桌面。

检查者:将患者两手的五指分开,嘱患者主动将两手的手指并拢。

阳性结果:患侧小指无法随其他手指并拢,提示尺神经损伤。

原理:尺神经在腕部主要分布于小鱼际、小指和环指尺侧半掌面的皮肤,由于无力对抗指伸肌而造成的小指假性外展,表明尺神经高位损伤。

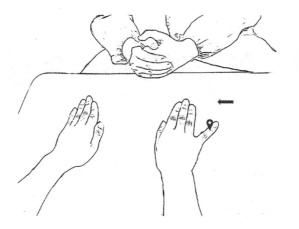

图 5-29　Wartenberg 征

3. 夹纸试验(Froment sign,**图 5-30**)

诊断:尺神经损伤。

患者:坐位或站立位,用患肢拇指和示指捏住一张纸。

检查者:捏住纸张另一端,嘱患者用力捏住纸张,以免纸张被抽出,然后快速抽出纸张。

阳性结果:纸张被抽走,提示尺神经损伤。

原理:用力时拇指指间关节屈曲,从而阻止纸张被拉走,若尺神经支配的拇内收肌瘫痪,则无法完成此动作,而用指骨间关节屈曲代偿。

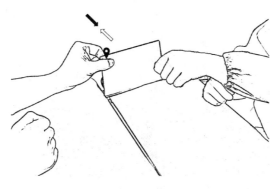

图 5-30　夹纸试验

第六章　髋关节部损伤与特殊检查

第一节　髋关节解剖学基础

一、髋骨

髋骨由髂骨、坐骨和耻骨三部分构成(图 6-1)。髂骨构成髋骨上部,分为肥厚的髂骨体和扁阔的髂骨翼。髂骨体构成髋臼的上 2/5,髂骨翼上缘肥厚,形成弓形的髂嵴。髂嵴前下方的骨性突起为髂前上棘,是许多软组织的附着点,后端为髂后上棘。髂前上棘后上方5~7 cm处,髂嵴外唇向外突起,称髂结节。在髂前、后上棘的下方各有一薄锐突起,分别称髂前下棘和髂后下棘,髂后下棘下方有深陷的坐骨大切迹。髂前上棘和髂后上棘常常作为评估骨盆带位置的骨性标志。髂骨翼内面平滑稍凹,称髂窝;窝的下界为突出的弓状线。髂骨翼后下方为粗糙的耳状面,与骶骨耳状面构成骶髂关节。髂骨翼外面称为臀面,有臀肌附着。

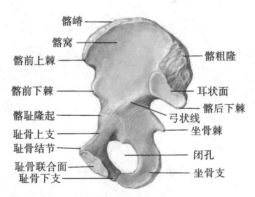

图 6-1　髋骨(内面观)

坐骨构成髋骨下部,分坐骨体和坐骨支(图 6-1)。坐骨体构成髋臼的后下 2/5。坐骨体后缘有尖锐的三角形隆起,称坐骨棘。坐骨棘上方与髂后下棘之间为坐骨大切迹,坐骨棘下方为坐骨小切迹。坐骨体下后部向前、上、内延伸为较细的坐骨支,其末端与耻骨下支结合。坐骨体与坐骨支移行处的后部是粗糙的隆起,为坐骨结节,是坐骨最低部,也是坐位时体重的承受点,可在体表摸到。

耻骨构成髋骨的前下部,分为耻骨体和耻骨支,耻骨体构成髋臼的前下 1/5,并向前下移行为耻骨上支,上支上方有耻骨梳,与后方髂骨弓状线相延续,向前终止于耻骨结节,继而向下后方折转处的内侧面为耻骨联合面,与对侧耻骨联合面形成耻骨联合。耻骨下支向后下外方与坐骨支结合,共同围成闭孔,活体闭孔有闭孔膜封闭。

髋骨外侧面有一个大而深的窝,称为髋臼。髋臼后上方厚实,内壁最薄,外展 45°,前倾 15°;髋臼中央的凹陷为髋臼窝,边缘下部的缺口为髋臼切迹;髋臼横韧带架于髋臼切迹处。

二、股骨

股骨为人体最长、最结实的长骨(图 6-2),约占身高的 1/4,分一体两端。股骨上端包括股骨头、股骨颈、大转子和小转子。股骨头朝向内上,关节面中央稍下有一小凹,称股骨头凹,为股骨头韧带的附着处。股骨头外下方较细的部分称股骨颈,颈与体相交形成的角为颈干角,男性平均为 132°,女性平均为 127°。股骨颈长轴与股骨远端两髁横轴之间的夹角为股骨颈前倾角,通常在 12°~15°。颈干角或前倾角的异常均会加大股骨近端负荷,使应力集中,造成功能障碍。颈与体的交界处有两个突起,外上方为大转子,内下方偏后为小转子。两转子后方有隆起的转子间嵴,前方有转子间线。大转子内侧面的凹陷为转子窝,为闭孔内、外侧肌腱及上、下孖肌腱附着处,在体表能扪到,是重要的骨性标志。

股骨体前面光滑,后面有一纵行骨嵴,叫作粗线,向上外方延续为臀肌粗隆,为臀大肌附着处。

股骨下端有两个突向下后的膨大(图 6-2),为内侧髁和外侧髁。内、外侧髁的前面、下面和后面都有光滑的关节面,参与膝关节的形成。两髁前方的关节面彼此相连,形成髌面,与髌骨相接。两髁后方之间的深窝为髁间窝。两髁侧面最突起处分别为内上髁和外上髁。内上髁上方有小的突起,称收肌结节,为内收肌腱附着处。大转子、内上髁、外上髁、收肌结节都是重要的体表标志,可在体表扪到。

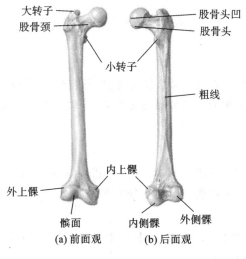

图 6-2　股骨前面、后面观

三、髋关节

髋关节是负荷体重最多、受力最重且最稳定的关节(图 6-3),由股骨头和髋臼借关节囊、韧带等紧密相连而成,股骨头大,髋臼深,而且髋臼的周缘有髋臼唇进一步加深髋臼。髋臼切迹被髋臼横韧带封闭以固定股骨头。关节囊坚韧致密,在后面包裹股骨颈的内侧 2/3。

四、髋关节韧带

1. 股骨头韧带

股骨头韧带位于关节腔内(图 6-3),连接股骨头凹和髋臼横韧带,为滑膜所包围,内含营养股骨头的血管。其对股骨头起固定作用,大腿半屈并内收时紧张,外展时韧带松弛。

2. 轮匝带

轮匝带是关节囊的深层纤维绕股骨颈的环形增厚(图 6-3),可约束股骨头向外脱出。

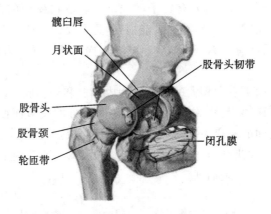

图 6-3　髋关节及其韧带

3. 髂股韧带

髂股韧带位于关节囊前方(图 6-4),最为强健,起自髂前下棘,呈人字形向下,经关节囊的前方止于转子间线,可随髋关节后伸而逐渐紧张,可以加强关节囊,限制大腿过伸,对维持人体直立姿势有重要作用。

4. 耻股韧带

耻股韧带位于髋关节下部(图 6-4),略呈螺旋状,起自耻骨上支,向外下于关节囊前下壁与髂股韧带的深部融合,可限制髋关节过度外展和外旋。

5. 坐股韧带

坐股韧带加强关节囊的后部(图 6-4),起自坐骨体,斜向外上与关节囊融合,附着于大转子根部,可限制大腿的旋内运动。

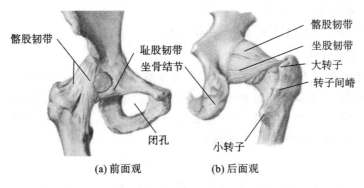

(a) 前面观　　　　(b) 后面观

图 6-4　髋关节韧带

五、髋关节部肌肉

1. 阔筋膜张肌

阔筋膜张肌近端附着于髂前上棘,向下移行于髂胫束(图 6-5),远端附着于胫骨外侧髁,受臀上神经支配。近固定时,参与髂胫束紧张和屈髋动作;远固定时,双侧收缩可使骨盆前屈。

2. 臀大肌

臀大肌近端附着于髂骨翼外面和骶骨背面(图 6-6),远端附着于股骨臀肌粗隆、髂胫束,受臀下神经支配。近固定时,参与髋关节伸和外旋动作;远固定时,参与骨盆转向对侧动作,双侧收缩参与骨盆后倾动作。

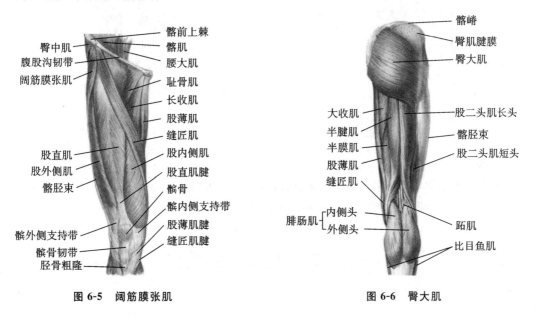

图 6-5　阔筋膜张肌　　　　　　　　图 6-6　臀大肌

3. 股二头肌

股二头肌长头近端附着于坐骨结节(图 6-7),短头起自股骨粗线外侧唇上半部,两者汇聚成股二头肌，远端附着于腓骨头，受坐骨神经支配。近固定时，参与大腿后伸、小腿屈曲和旋外动作；远固定时，双侧收缩参与骨盆后倾动作。

4. 半腱肌和半膜肌

半腱肌和半膜肌位于大腿后内侧，半膜肌在半腱肌的深层，半腱肌和半膜肌近端均附着于坐骨结节，半腱肌远端附着于胫骨上端内侧面，半膜肌远端附着于胫骨上端外侧面，受坐骨神经支配。近固定时，使大腿伸，小腿屈和内旋；远固定时，使膝关节屈，骨盆后倾。

股二头肌、半腱肌和半膜肌统称腘绳肌。

5. 梨状肌

梨状肌近端附着于骶骨前面、骶前孔外侧（图 6-8），远端附着于股骨大转子尖端，受骶丛分支神经支配。近固定时，参与髋关节外展和外旋；远固定时，单侧收缩使骨盆转向对侧。

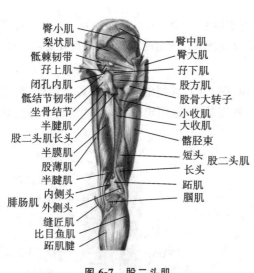

图 6-7　股二头肌

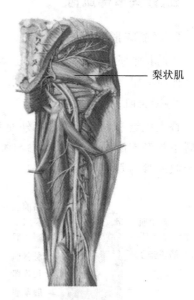

图 6-8　梨状肌

6. 股薄肌

股薄肌近端附着于耻骨支、坐骨支前面，远端附着于胫骨上端内侧面，受闭孔神经前支支配。近固定时，使股骨内收，胫骨屈和内旋；远固定时，使骨盆前倾。

第二节　髋关节部损伤

一、髋关节创伤性脱位（traumatic dislocation of hip joint）

髋关节的关节腔内呈负压，且关节囊及周围韧带较强，一般不易发生脱位，只有在强大的暴力作用下,才有可能发生髋关节脱位。由于髋关节后下部韧带相对薄弱,因此一般发生后脱位,主要临床表现为疼痛、患侧关节畸形。

1. 后脱位

髋关节后脱位是股骨头向后撕裂股骨头韧带,导致关节囊破裂,髋关节向后脱位,多发生于髋关节处于屈曲、内收位时,受到来自股骨长轴方向的暴力作用。跷二郎腿时,受到沿着股骨轴向的应力,容易发生髋关节后脱位。临床主要表现为患侧关节肿胀、剧痛致不能站立;患侧下肢短缩且呈现屈曲、内收、内旋畸形,膝关节靠在健侧大腿上,呈"粘膝征"阳性,腹股沟部有空虚感;在患侧臀后可摸到股骨大转子,患肢呈弹性固定。

2. 前脱位

髋关节前脱位是股骨头自髂股韧带与耻骨韧带之间的薄弱区穿破关节囊脱出,多发生于髋关节极度外展外旋,大转子顶于髋臼形成杠杆作用时,受到暴力作用。临床主要表现为髋关节前部肿胀、疼痛,髋关节活动障碍;腹股沟隆起,臀部扁平;患肢呈外展、外旋、屈曲畸形,又称"粘膝征"阴性;在闭孔部(闭孔部脱位)或耻骨上部(耻骨部脱位)可触及移位股骨头,患肢可能比健侧短,但若为低位脱位,则比健肢长。在一些体育运动中,骑行运动者易在受到外力跌倒后发生髋关节前脱位。

3. 中心脱位

髋关节中心脱位是股骨头水平移动,穿过髋臼内侧壁,进入骨盆腔,引起臼底骨折,且多为粉碎性骨折,多由暴力作用于股骨大转子的外侧引起。临床主要表现为伤处肿胀、疼痛,活动障碍,大腿上段外侧方往往有大血肿,患肢缩短情况取决于股骨头内陷的程度。若后腹膜间隙内出血过多,甚至会导致患者出现出血性休克。

二、髋关节骨性关节炎(hip osteoarthritis)

髋关节骨性关节炎是髋关节面长期负重不均衡而导致关节软骨变性或骨质结构炎性改变,髋关节是骨性关节炎好发部位之一。根据发病原因,髋关节骨性关节炎可分为原发性和继发性,但两者临床症状并无差别。原发性髋关节骨性关节炎发病原因不明,患者无遗传缺陷,没有全身代谢及内分泌异常,发病缓慢,有长期劳损史。继发性髋关节骨性关节炎多见于髋关节损伤或关节畸形后期,多在发病前有某些病变存在,如髋部骨折、脱位,髋臼先天发育不良,股骨头缺血性坏死,髋关节感染,类风湿性关节炎等。病变常局限于某个关节,病变进展较快,发病年龄较大,预后较差。

髋关节骨性关节炎的临床表现主要是疼痛,亦是髋关节骨性关节炎的早期症状,疼痛部位多在髋关节的前面、侧方或大腿内侧,活动后疼痛减轻;髋关节僵硬感常出现在清晨起床或日常关节活动后;早期可能没有功能障碍体征,严重的髋关节骨性关节炎会出现关节肿胀、积液、软骨损伤、关节变形等症状,并且髋关节可能处于屈曲、外旋和内收畸形。此外,病人常感行走、上下楼梯、由坐位站起困难。

三、弹响髋（snapping hip）

弹响髋是指髋关节在运动时出现髋及下肢活动受限，或者做某一动作时，感到或听到髋关节处有闷响声，伴或不伴有局部疼痛的一种常见髋关节疾病。根据弹响部位的不同，弹响髋可分为外侧型、内侧型、后侧型及关节内型。

1. 外侧型弹响髋

外侧型弹响髋是髂胫束或臀大肌腱前缘增厚引起的，主要和外伤或劳损有关，外伤或劳损后受累组织充血、水肿，发生无菌性炎症反应，导致纤维组织增生等一系列病理改变，有时增大的大粗隆上缘钩住髂胫束后部可产生髋关节弹响。另外，弹响髋病人常有髋内翻，由于股骨颈干角变小，臀中肌和臀小肌力臂变短，外展功能受影响，这会增加髂胫束上部的张力，引起弹响。

2. 内侧型弹响髋

内侧型弹响髋的发生原因主要有：髋关节前方关节囊炎性增厚，摩擦髂腰肌引发弹响；髂腰肌在髂耻嵴上或髂前下棘上滑移，或髂股韧带划过股骨头引发弹响；骶髂关节紊乱引发关节内或周围疼痛时，亦可引发弹响。

3. 后侧型弹响髋

后侧型弹响髋主要由股二头肌长头肌腱在坐骨结节处反复滑动引发。

4. 关节内型弹响髋

关节内型弹响髋主要发生在儿童，股骨头在髋臼后上方边缘轻度自发性移位，在髋关节屈曲和内收时发生弹响。

在体育运动中，长期做侧向扑救动作的足球守门员髋关节可出现弹响（感）；有调查显示，90％的高水平芭蕾舞演员患有弹响髋。

四、髋关节滑囊炎（hip bursitis）

髋关节滑囊位于髋关节肌腱和关节周围，内含少量滑液，主要起减小摩擦、缓冲震荡的作用。髋关节任一处滑囊出现炎症引发疼痛，即为髋关节滑囊炎，多数为无菌性炎症。髋关节滑囊炎的发生原因主要有：下肢长期过度外展、外旋（如跳跃、劈），长时间在硬地上站立或行走，长期持续坐在硬椅、凳上；过度劳累（如从事跑步、登山、骑车等体育活动），跌倒直接撞击髋关节，使关节囊受到牵拉或挤压；双下肢不等长；髋关节手术如髋关节镜或髋关节置换术后；儿童髋关节发育未成熟，中老年劳动强度过大或关节松弛等。急性损伤后较容易立即出现髋关节疼痛、肿胀、跛行等症状。常见的髋关节滑囊炎一般分为大转子滑囊炎、髂耻滑囊炎、坐骨结节滑囊炎。

1. 大转子滑囊炎

大转子滑囊位于臀大肌附着点与大转子后外侧外旋肌群之间，常因局部直接撞击，造成囊部的磨损。髂胫束在紧张状态下与大转子反复摩擦，会形成不同程度的慢性囊炎症反应（生物力学）。在一些依靠下肢支撑的体育运动中，大转子受到过度牵拉，使肌腱与滑囊摩擦增多而产生病变。大转子滑囊炎的主要临床表现为关节及周围组织局部肿胀、僵硬，皮肤红肿，局部皮温高等，并伴有明显的关节疼痛，一般为持续性疼痛，阴雨天或受凉、劳累、运动后疼痛加重。在体育运动中，大转子滑囊炎多发生在艺术体操运动员、武术运动员及舞蹈演员中。

2. 髂耻滑囊炎

髂耻滑囊位于髂腰肌与耻骨之间，又称腰大肌滑囊。它是人体最大、最恒定的滑囊，其上方为髂耻隆凸，下方为髋关节囊，大多数人的髂耻滑囊与髋关节关节囊相通，其内侧为股神经和股血管。髂耻滑囊炎临床主要表现为患肢屈曲，髋关节功能障碍；股三角区会出现肿胀、疼痛并且压痛明显，并可因股神经受压而出现股前侧及小腿内侧放射痛。在体育运动中，跨栏的后腿过栏动作、体操舞蹈的"旁腿"动作等常导致髂耻滑囊慢性炎症。

3. 坐骨结节滑囊炎

坐骨结节滑囊位于坐骨结节与臀肌之间，附着于坐骨结节上。坐骨结节滑囊炎多见于老年女性，特别是平时工作需要长期坐硬座位，会反复摩擦或刺激坐骨结节滑囊而引起局部炎症，因其发病与职业有关，故又称为编织工臀或裁缝臀。临床主要表现为坐骨结节局部疼痛，臀尖部酸胀不适，严重者不能坐下；但疼痛局限于局部，不向它处放射。在体育运动中，坐骨结节滑囊与周围肌肉长期摩擦、挤压会引发炎性改变，多见于皮划艇运动员。

五、梨状肌综合征(pyriformis syndrome)

梨状肌综合征是指当梨状肌发生局部充血、水肿、肌痉挛、粘连和挛缩时，引发该肌间隙或梨状肌上、下孔变狭窄，挤压其中穿出的坐骨神经、血管等，从而导致的一系列临床症状。大部分患者都有外伤史，如闪、扭、跨越、肩扛重物下蹲、负重行走等造成梨状肌损伤；某些动作如下肢外展、外旋或蹲位变直位时使梨状肌拉长、牵拉过快而损伤梨状肌；部分妇科疾患如盆腔卵巢或附件炎症以及骶髂关节发生炎症时也有可能波及梨状肌。梨状肌损伤后，可直接压迫坐骨神经，进而出现梨状肌综合征。梨状肌综合征临床主要表现为臀部疼痛，并可向下肢放射，严重时不能行走，休息片刻即可缓解；伴有小腿外侧麻木、会阴部不适、排尿异常、肌肉萎缩等。在体育运动中，进行大强度腰部训练的运动员（如水上皮划艇、赛艇运动员）常患有梨状肌综合征。

六、髋关节撞击综合征(femoroacetabular impingement)

髋关节撞击综合征是股骨近端和髋臼盂缘间解剖关系的异常，或者解剖正常，但长期有不正常外力作用于髋关节，导致两者长期异常接触、碰撞，产生反复的微型创伤及关节盂缘和关节软骨退变，从而引起一系列临床症状。临床主要表现为腹股沟区的慢性疼痛，导致髋关节活动受限，尤其是屈曲、内收、内旋受限，随着病情发展，疼痛还可累及腰背部、骶髂关节、臀部或大转子处，但疼痛一般不低于膝关节平面，表现为间歇性钝痛，患者常因疼痛出现抗痛步态及外展无力。

第三节　髋关节部的特殊检查

一、髋关节病变

1. 屈曲-内收试验（Fadir test，图 6-9）

诊断：髋关节病变（早期）。

患者：仰卧位，髋关节屈曲。

检查者：稳定患者骨盆，将屈曲的膝关节压向对侧髂嵴，比较两侧的终末感觉、活动范围和患者的不适感。

阳性结果：在髋关节运动终末端出现髋周疼痛、关节活动范围减小等症状，提示髋关节早期病变。

原理：髋关节在屈曲状态下向对侧髂棘内收，可压迫腹股沟部的组织并牵拉后方组织，引起疼痛。

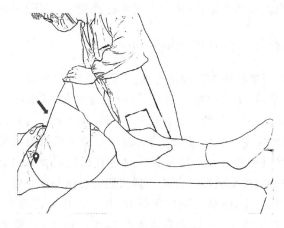

图 6-9　屈曲-内收试验

2. 望远镜试验（telescope test，图 6-10）

诊断：髋关节关节囊松弛。

患者：仰卧位，患肢屈髋屈膝各 90°，健侧伸直。

检查者：一只手托住患者患肢膝关节后方，另一只手放膝上，施力先上拉大腿，再下压大腿。

阳性结果：患肢能上下移位 2～3 cm，感到大转子有过多的上下移位感，有时可听到弹响。

原理：屈髋屈膝时，过度松弛的软组织无法维持髋关节的正常位置，在外力作用下髋关节被动活动范围增加。

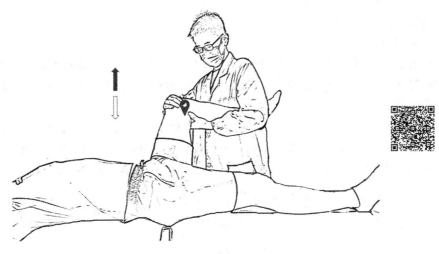

图 6-10 望远镜试验

3. 骨盆降落试验(pelvic landing test,图 6-11)

诊断:髋关节不稳。

患者:站立位。

检查者:引导患者先单足直腿站立于 20 cm 高的凳子或者踏板上,再缓慢放下非负重侧下肢至地面。

阳性结果:在放下腿的过程中,出现上肢外展,躯干前倾,负重髋内收或内旋,骨盆前屈或后旋(正常情况下双臂置于身体两侧,躯干相对直立,髋部无内收或者内旋情况)。

原理:当站立位非负重侧下肢下落时,负重侧髋关节周围软组织松弛,使负重侧髋关节支撑下落过程中无法正常保持身体稳定状态,产生代偿动作。

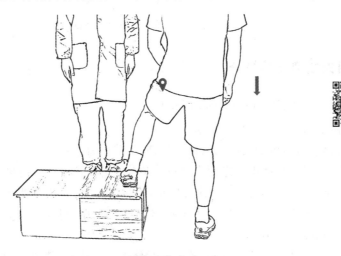

图 6-11 骨盆降落试验

4. 髋关节屈曲挛缩试验(Thomas test,**图 6-12**)

诊断:髋关节挛缩。

患者:仰卧位。

检查者:首先将手放于患者的腰下,检查在放松状态下有无腰椎前凸。然后,完全屈曲其健侧膝关节和髋关节以消除腰椎前凸,叮嘱患者将健侧膝关节抵于躯干,并尝试完全伸直患侧髋关节。

阳性结果:患侧髋关节不能伸直。股骨干和检查床之间的夹角可表示屈曲畸形的程度。

原理:仰卧位时,若髋关节挛缩,在健侧髋关节和膝关节完全屈曲的情况下,患侧髋关节由于活动受限,不能完全伸直,股骨干和检查床之间的夹角较正常侧偏大。

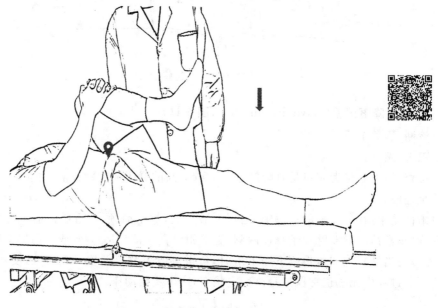

图 6-12 髋关节屈曲挛缩试验

二、相关肌肉挛缩检查

1. 髂胫束紧张试验(Ober test,**图 6-13**)

诊断:阔筋膜张肌(髂胫束)挛缩。

患者:健侧卧位,健侧屈髋屈膝保持平衡,消除腰椎前凸。

检查者:一只手放在患者患侧骨盆髂嵴固定骨盆,另一只手握患侧踝部,先使其屈膝达90°,再被动轻度外展髋关节,同时伸直患膝,牵拉髂胫束,并防止骨盆后移。

阳性结果:患侧大腿仍保持轻度外展,不能自然下落,可在患侧大腿外侧触及索条样物;或患侧主动内收,足尖不能触及床面。

原理:卧位时,健侧髂胫束在屈髋屈膝时处于放松状态,膝关节伸直时紧张,若髂胫束挛缩,在收缩状态下患侧大腿无法正常下落。

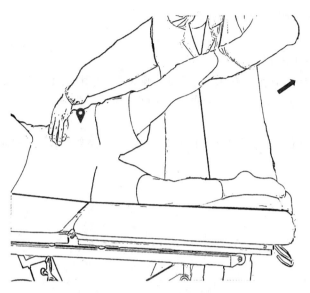

图 6-13　髂胫束紧张试验

2. 挤压试验（Noble test，**图 6-14**）

诊断：髂胫束摩擦综合征。

患者：健侧卧位，健侧髋关节部分屈曲，膝关节屈曲 90°。

检查者：一只手在患者股骨外侧髁上 1～2 cm 处施压，另一只手轻抓患侧脚踝，让患者主动伸直膝关节。

阳性结果：患者在屈膝 30°时出现疼痛。

原理：健侧卧位时，下肢屈膝时髂胫束滑过胫骨外侧髁，且在屈膝 25°～30°这个阶段，髂胫束与股骨外上髁摩擦概率最大，若髂胫束部位有炎症，在患侧膝关节运动过程中对髂胫束加压会诱发疼痛。

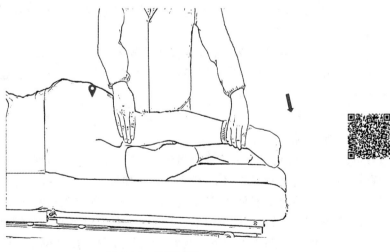

图 6-14　挤压试验

3. 俯卧屈膝试验（Ely test，图 6-15）

诊断：股直肌挛缩。

患者：俯卧位，双下肢伸直。

检查者：双手握住患者患侧踝关节，屈曲其膝关节，使其足跟靠近臀部。

阳性结果：患者同侧髋关节在检查的过程中出现向前屈曲的动作，或身体向患侧旋转以保持髋关节的前屈位置。

原理：股直肌可屈髋伸膝，俯卧位时，若患侧股直肌有挛缩，在完成屈膝动作时，患侧髋关节发生代偿性屈曲。

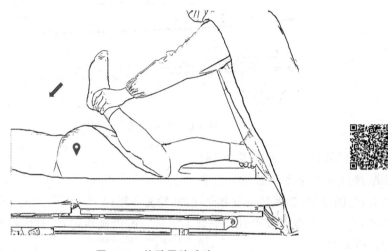

图 6-15　俯卧屈膝试验

4. 90°~90°直腿抬高试验（90°~90° Lasegue test，图 6-16）

诊断：腘绳肌挛缩。

患者：仰卧位，双侧下肢屈髋屈膝 90°，双手放于膝后侧。

检查者：保持患者髋关节屈曲 90°，重复交替伸直膝关节，记录膝关节最终的屈曲角度，并与对侧比较。

阳性结果：伸膝角度减小或在伸膝关节活动范围的末端有明显肌肉牵拉感。

原理：腘绳肌可伸髋屈膝，仰卧位屈膝屈髋时，若患侧腘绳肌挛缩，在膝关节运动过程中会限制伸膝活动，使伸膝角度减小。

5. 腘绳肌挛缩试验（hamstring muscle contracture test，图 6-17）

诊断：腘绳肌挛缩。

患者：长坐位，一侧膝部贴近胸廓以稳定骨盆，另一侧膝部伸直。

检查者：引导患者试着屈曲躯干，用手指触摸伸展下肢的足趾，双侧对比。

阳性结果：患者不能触摸足趾或者两侧手指与足趾的差距相差比较大。

原理：通常状态下，患者至少可以触摸足趾并保持膝部伸直，腘绳肌可伸髋屈膝，长坐位健侧膝部贴近胸廓，用手触摸患侧下肢足趾，当腘绳肌挛缩时，在伸膝位屈髋活动受限可产生阳性症状。

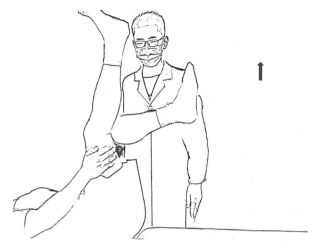

图 6-16　90°~90°直腿抬高试验

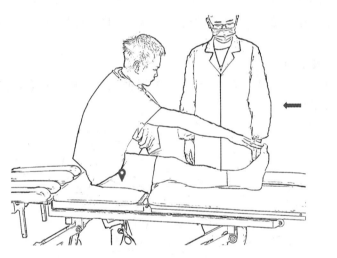

图 6-17　腘绳肌挛缩试验

6. 屈曲试验（flexion test，**图 6-18**）

诊断：梨状肌紧张。

患者：健侧卧位，患侧在上，患侧髋关节屈曲 60°，膝关节屈曲。

检查者：一只手置于患侧髂嵴，稳定患者骨盆，另一手按压患者膝关节。

阳性结果：出现梨状肌区疼痛，或累及臀部疼痛和坐骨神经痛。

原理：卧位患侧在上，屈髋屈膝内收时，对患侧梨状肌牵拉，引起梨状肌紧张，若梨状肌压迫坐骨神经，引起臀部疼痛和坐骨神经痛。

7. 菲尔普试验（Phelp test，**图 6-19**）

诊断：股薄肌痉挛。

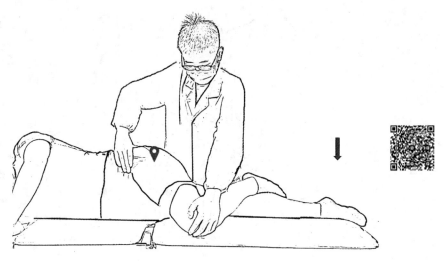

图 6-18　屈曲试验

患者：俯卧位，膝部伸直。

检查者：引导患者被动外展双侧下肢至最大角度，将其膝屈曲至 90°，再试着进一步外展髋部。

阳性结果：外展增加。

原理：股薄肌可屈髋屈膝，当屈膝至 90°时，股薄肌处于放松状态，外展角度相比伸膝时变大，说明股薄肌痉挛。

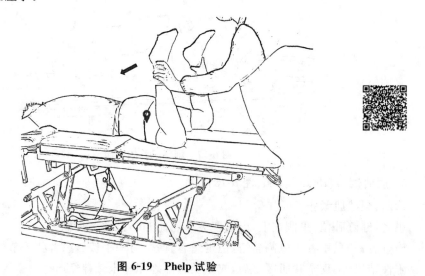

图 6-19　Phelp 试验

三、关节唇病变

1. 髋臼前盂唇撕裂试验(anterior labral tear test，**图 6-20**)

诊断：髋臼前盂唇撕裂。

患者:仰卧位。

检查者:一只手置于患者患侧膝关节上,另一只手握住小腿远端,先充分屈曲、外旋和外展患者髋关节作为初始体位,然后在伸展患者髋关节的同时内旋和内收髋关节。

阳性结果:出现疼痛或弹响。

原理:髋关节在进行上述动作时使关节盂前方受挤压,产生阳性症状。

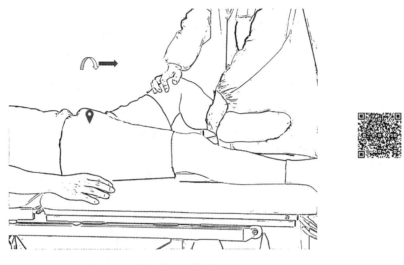

图 6-20　髋臼前盂唇撕裂试验

2. 髋臼后盂唇撕裂试验(posterior labral tear test,**图 6-21**)

诊断:髋臼后盂唇撕裂。

患者:仰卧位。

检查者:一只手置于患者患侧膝关节上,另一只手握住小腿远端,先充分屈曲、内旋和内收髋关节作为初始体位,然后在伸展患者髋关节的同时外旋和外展髋关节。

阳性结果:出现疼痛或弹响。

原理:髋关节在进行上述动作时使关节盂后方受挤压,产生阳性症状。

3. 髋伸直现象(McCarthy test,**图 6-22**)

诊断:髋关节关节唇病变。

患者:仰卧位,两侧髋部屈曲,双脚踩在床面。

检查者:先引导患者被动将健侧下肢外旋并伸直,回到初始位后,内旋并伸直健侧髋关节;然后测试患侧。

阳性结果:运动过程中出现疼痛。

原理:髋关节在进行上述动作时关节唇受挤压,引起疼痛。

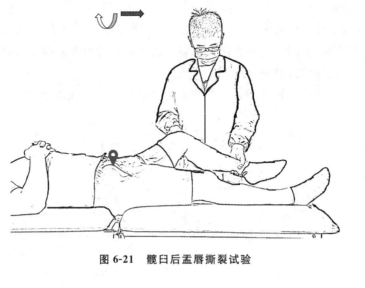

图 6-21 髋臼后盂唇撕裂试验

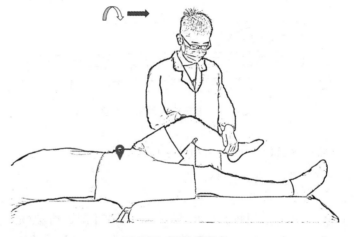

图 6-22 髋伸直现象

四、髋关节撞击综合征

1. 前方撞击试验(front impingement test,图 6-23)

诊断:髋关节撞击综合征。

患者:仰卧位。

检查者:一只手稳定患者患侧膝关节,另一只手握住小腿远端,被动屈曲髋关节至 90°,同时内旋、内收髋关节。

阳性结果:出现髋关节或腹股沟区疼痛或卡压症状。

原理:髋关节在进行上述动作时股骨头颈部与髋臼前内侧缘接触,产生疼痛或卡压症状。

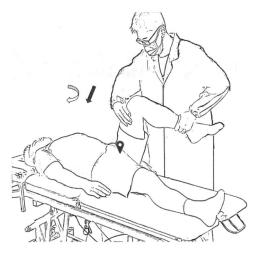

图 6-23 前方撞击试验

2. 后方撞击试验(posterior impingement test,**图 6-24**)

诊断:髋关节撞击综合征。

患者:仰卧位,双下肢从检查床沿自由垂下,屈曲健侧髋、膝关节,患侧腿伸直。

检查者:引导患者患侧髋关节被动外旋。

阳性结果:出现髋关节或腹股沟区疼痛或卡压症状。

原理:髋关节在进行上述动作时股骨头颈部与髋臼后外侧缘接触,产生疼痛或卡压症状。

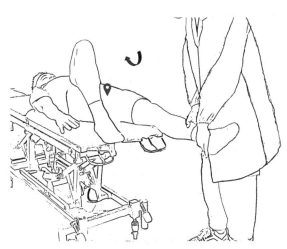

图 6-24 后方撞击试验

第七章　膝关节部损伤与特殊检查

第一节　膝关节解剖学基础

一、膝关节骨结构

1. 胫骨

胫骨上端膨大(图 7-1),稍向后倾,向两侧突出形成内侧髁和外侧髁。两髁上面各有关节面,与股骨内、外侧髁相对应。两髁之间向上的粗糙小隆起为髁间隆起。上端前面有一"V"形隆起,称胫骨粗隆,是髌韧带的附着处。外侧髁后下方有腓关节面与腓骨头相关节。

胫骨下端膨大(图 7-1),其内下有一突起,称内踝。胫骨下端下面和内踝外侧面有关节面与距骨滑车相关节。下端的外侧面有一三角形凹陷,称腓骨切迹,与腓骨相接。内、外侧髁,胫骨粗隆和内踝可在体表扪到。

2. 腓骨

腓骨位于小腿外侧(图 7-1),分为一体两端,上端为腓骨头,内侧上方有关节面与胫骨的腓关节面相关节;下端膨大为外踝,内侧有外踝关节面与距骨相关节。

3. 髌骨

髌骨是人体最大的籽骨(图 7-2),位于股四头肌腱内。髌骨上宽下尖,前后扁。前面粗糙,后面为光滑的关节面,与股骨髌面相关节,可在体表扪及。髌骨参与构成膝关节,它的存在可以加大膝关节的力臂,为伸膝动作创造良好的力学条件;同时避免股四头肌腱对股骨髌软骨面的摩擦,增加膝关节的稳定性。

4. 膝关节

膝关节由股骨下端、胫骨上端及髌骨的关节面组成,是人体最大、最复杂的关节(图 7-3)。股骨与胫骨借内、外侧半月板相关节,股骨髌面与髌骨关节面构成滑车关节。

二、膝关节韧带

1. 前交叉韧带

前交叉韧带起于胫骨髁间隆起的前方内侧(图 7-3),与外侧半月板的前角愈合,向上、

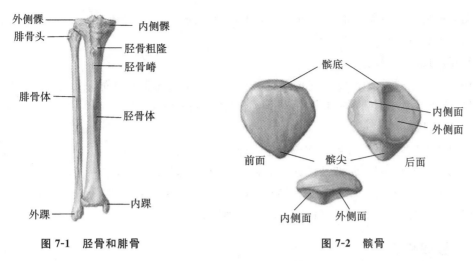

图 7-1　胫骨和腓骨　　　　　　　　图 7-2　髌骨

后、外呈扇形走形,止于股骨外侧髁的内侧面。膝关节过伸或过屈时前交叉韧带都最紧张,半屈曲位稍松弛。其主要功能是防止胫骨向前移动,同时又有防止膝过伸、过屈及防止膝内外翻的作用。

2. 后交叉韧带

后交叉韧带起于胫骨髁间隆起的后方(图 7-3),斜向前上方内侧,止于股骨内侧髁的外侧面,整条韧带短而强韧,且较垂直;主要功能是防止胫骨过度后移。

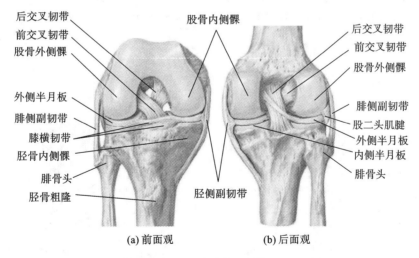

(a) 前面观　　　　　(b) 后面观

图 7-3　膝关节及韧带

3. 胫侧副韧带

胫侧副韧带位于关节囊内侧后方(图 7-4),呈宽扁束状,起于股骨内上髁,止于胫骨内侧髁的内侧面,与关节囊和半月板紧密结合,伸膝时紧张,屈膝时松弛,半屈膝时最松弛。

4. 腓侧副韧带

腓侧副韧带位于关节囊外侧(图 7-4),呈索状,起于股骨外上髁,止于腓骨头,与关节囊之间留有间隙。腓侧副韧带也在伸膝时紧张，屈膝时松弛，半屈膝时最松弛，故半屈膝时允许膝关节做少许旋内和旋外运动。

5. 髌韧带

髌韧带位于髌骨的下部、关节囊的前方（图 7-4），是股四头肌中间束肌腱的延续，起于髌骨下缘，止于胫骨粗隆，以加强关节囊并防止髌骨向侧方脱位，并参与小腿的伸直功能。

6. 半月板

股骨内、外侧髁借半月板与胫骨内、外侧髁的关节面相关节（图 7-3）。半月板下面平坦，上面凹陷，外缘厚，内缘薄，两端借韧带附着于胫骨髁间隆起。内侧半月板较大，呈"C"形，前端窄、后端宽，外缘与关节囊和胫侧副韧带紧密相连。外侧半月板较小，近似"O"形，外缘与关节囊相连，但关节囊和腓侧副韧带之间隔有腘肌腱。

三、股四头肌

股四头肌位于大腿前面（图 7-5），是参与髋关节屈曲和膝关节伸展的四块肌肉的总称，也是全身最大的肌肉，包括股直肌、股内侧肌、股外侧肌和股中间肌。这四块肌肉的近端附着点各不相同，四个头向下形成髌腱，包绕髌骨的前面和两侧，向下续为髌韧带，止于胫骨粗隆。

股直肌起于髂前下棘；股内侧肌起于股骨粗线的内侧唇及股骨的转子间线；股外侧肌起于股骨粗线的外侧唇，转子间线及臀肌粗隆的外侧区域；股中间肌起于股骨干前侧的上 2/3。这四块肌肉远端附着于胫骨粗隆，受股神经支配，参与膝关节屈伸动作，股直肌还能参与屈髋动作。

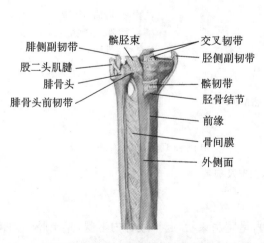

图 7-4 胫侧副韧带和腓侧副韧带

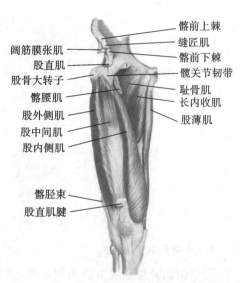

图 7-5 股四头肌

第二节 膝关节部损伤

一、髌骨脱位(patellar dislocation)

髌骨脱位指膝关节屈曲时,髌骨突然从股骨滑车中脱出。髌骨与股骨滑车相互形成髌股关节,当膝关节做屈曲活动时,髌骨在股骨滑车内由近到远地呈 S 形滑动。由于韧带松弛,股外侧肌、髂胫束或髌外侧支持带挛缩,股四头肌发育差等原因,牵拉髌骨向一侧的合力大于牵拉其另一侧的合力,最终造成髌骨脱位。接触性运动中的直接暴力、先天结构异常和外伤处理不当、股四头肌腱断裂和扩张部撕裂等原因均可造成髌骨脱位,如运动过程中的跌倒或者进行高强度体力活动。髌骨脱位临床主要表现为屈膝时髌骨脱于股骨外侧髁外侧,伸膝时可恢复,伴有小腿外旋或膝外翻;急性创伤性髌骨脱位可见膝关节疼痛、肿胀,髌骨弥漫性的压痛,伴活动受限。

二、髌骨软骨软化症(chondromalacia patellae)

髌骨软骨软化症即髌骨软化症,不是原发病,而是由各种原因引起的髌股关节生理结构的力学关系紊乱,从而造成髌骨软骨的退行性改变,包括软骨肿胀、碎裂、脱落,最后累及股骨髁对应部位病变,发展为髌股关节骨性关节炎。该病主要由直接或间接创伤及反复超过关节软骨负荷的应力等导致关节软骨损伤,好发于膝关节反复屈伸的运动,如跑步、自行车、滑雪、足球、网球、排球等运动。临床主要表现为膝关节髌骨后疼痛,一般平地走路症状不明显,下蹲起立、上下楼、走远路时加重。

三、前交叉韧带损伤(anterior cruciate ligament injury)

前交叉韧带是膝关节囊内重要的稳定结构,具有限制胫骨前移、胫骨旋转、膝关节过伸、伸膝位侧向移动的多重作用,也是膝关节内最容易受伤的韧带。前交叉韧带损伤多发于运动过程中屈膝外翻伤、外旋伤或过伸伤等,多为非接触性损伤,发生在减速、旋转或跳跃类运动中,如足球运动中与对方球员对脚发生外翻伤,篮球运动中支撑腿膝关节发生急速扭转的外旋伤、投篮单腿落地扭转等。急性损伤临床主要表现为关节肿胀、疼痛、活动受限;慢性损伤表现为关节松弛不稳、不能急停急转、活动受限、疼痛。

四、后交叉韧带损伤(posterior cruciate ligament injury)

后交叉韧带是膝关节囊内韧带,其损伤多发生于胫骨近端遭受由前向后的暴力,常伴膝关节其他结构的损伤。体育运动中,多发生于接触类运动如美式橄榄球、足球等。急性单纯性后交叉韧带损伤的患者可能仅有轻度的肿胀和膝关节僵硬症状,没有膝关节不稳的感觉;

若合并其他韧带损伤,则可能有明显的疼痛、大量的渗出液、关节活动困难、关节不稳等症状。

五、膝关节侧副韧带损伤(collateral ligament injury of knee joint)

内侧副韧带损伤常由膝屈曲时小腿突然外翻外旋或大腿突然内翻内旋造成,也可由膝关节遭受由外向内的直接暴力引起。外侧副韧带损伤机制与此动作相反,损伤多为非接触性损伤,在滑雪或旋转运动中多见;也可是接触性损伤,如在美式橄榄球、足球运动中遭受侧面的直接暴力。膝关节侧副韧带损伤临床表现主要为疼痛、局部肿胀,严重时伴有膝关节不稳。

六、半月板损伤(meniscus injury)

半月板损伤是指膝关节在不同诱因下,半月板完整性和连续性遭到破坏,从而产生的一系列临床症状,多由膝关节扭伤引起。运动中常由于半月板的矛盾运动及膝关节运动方向的突然变化,半月板在承受股骨髁与胫骨平台产生的垂直压力的同时,又遭受牵拉或剪切力,从而引起半月板损伤,在篮球、美式橄榄球和足球运动中的发生率较高。临床主要表现为膝关节疼痛、肿胀,关节交锁、弹响等。

半月板的形态和位置随膝关节的运动而改变,屈膝时,半月板滑向后方;伸膝时,滑向前方;屈膝旋转时,一侧半月板滑向后方,另一侧滑向前方。例如:伸膝时,胫骨两髁连同半月板沿股骨两髁的关节面由后向前滑动。由于股骨两髁关节面后部的曲度较下部大,因此在伸的过程中,股骨两髁与胫骨两髁的接触面积逐渐增大。

七、膝关节滑膜皱襞综合征(synovial plica syndrome of knee joint)

膝关节滑膜皱襞综合征是指滑膜皱襞反复受到损伤或刺激,导致滑膜皱襞变性、发炎、水肿、增生、肥厚、粘连,不能随着关节的屈伸运动而拉长变形,导致关节屈伸活动时,滑膜皱襞挤压、摩擦关节面软骨,甚至嵌夹于关节间隙而产生疼痛不适。膝关节滑膜皱襞综合征多由直接的钝性创伤、劳损或扭伤后,膝关节内扰乱(如半月板损伤、关节游离体等)引发,常见于多次重复或长时间屈膝的运动项目,如划船等,以及对抗时膝关节容易受到冲击的项目,如足球、橄榄球、冰球等项目。临床主要表现为膝部疼痛,以髌内侧疼痛为主,肿胀,上下楼梯时疼痛剧烈,屈伸膝关节时有摩擦音,可出现弹响或嵌顿,有时可触及有疼痛症状的条索状结构。

膝关节囊的滑膜层是全身关节中最宽阔、最复杂的,附于各关节面周缘,覆盖关节内除关节面和半月板外的所有结构。滑膜层或突至纤维层外形成滑膜囊,或折叠成皱襞。滑膜在髌骨上缘上方,沿股骨下端的前面向上突出,形成深达5 cm左右的髌上囊于股四头肌腱和股骨体下部之间,是膝关节最大的滑膜囊,与关节腔相通。在髌骨下方两侧,滑膜层部分突向关节腔内,形成一对翼状襞,襞内含有脂肪组织,充填于关节腔内的空隙。另外,还有不与关节腔相通的滑膜囊,如位于髌韧带与胫骨上端之间的髌下深囊。

第三节 膝关节部的特殊检查

一、髌骨检查

1. 浮髌试验(floating patella test,**图 7-6**)

诊断:膝关节积液(积液大于 50 mL)。

患者:仰卧位,双膝伸直平放床上。

检查者:一只手掌虎口卡于患者患膝关节髌骨上方,并加压压迫髌上囊,使关节积液集中于髌骨底面,另一只手的食指垂直向下按压髌骨后迅速抬起,按压时髌骨与关节面有碰触感。

阳性结果:发现髌骨随着食指的按动而出现浮沉的现象,髌骨与股骨关节面有碰触感或出现撞击声。

原理:仰卧伸膝时,股四头肌放松,髌韧带松弛。压力将髌上囊内的液体挤入关节腔内,积聚于髌骨之下,导致髌骨向上浮起。再用手指向下按压髌骨时,液体流向髌骨两侧,髌骨则向下撞击股骨。

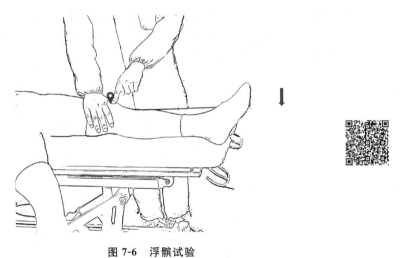

图 7-6 浮髌试验

2. 髌骨活动度检查(patella activity examination,**图 7-7**)

诊断:髌骨内外侧活动范围。

患者:仰卧位,双膝伸直平放床上,或屈膝 20°～30°。

检查者:以两拇指置于患者髌骨外侧缘或内侧缘,向内或向外推移髌骨。

阳性体征:髌骨 1/4 宽度为 1°,正常髌骨内移在 1°～2°。超过 2°说明髌骨活动度太大,小于 1°说明髌骨外侧支持带紧张,即髌骨内移受限。

原理:仰卧伸膝或屈膝 20°～30°时,股四头肌放松,髌韧带松弛。髌骨内、外侧支持带可防止髌骨侧方活动度过大,故其松弛会使髌骨侧方活动度过大,紧张则使髌骨侧方活动受限。

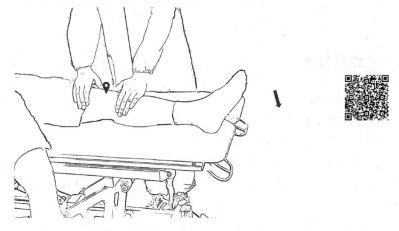

图 7-7　髌骨活动度检查

3. 髌骨倾斜试验(patella tilt test,图 7-8)

诊断:髌骨深部支持带稳定性。

患者:仰卧位,膝关节屈曲 15°～20°。

检查者:将拇指放于患者髌骨外侧,其余四指放于髌骨内侧,试着提起髌骨。

阳性结果:髌骨外缘不能提高至水平面或稍高于水平面,表明外侧支持带紧张。

原理:膝关节屈曲 15°～20°时,股四头肌放松,髌韧带松弛。

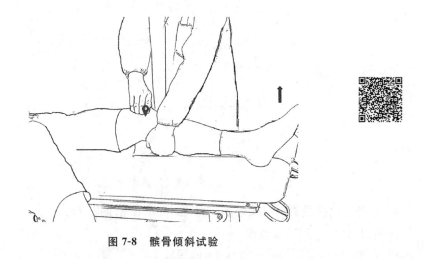

图 7-8　髌骨倾斜试验

4. 髌骨恐惧试验(patellar apprehension test,图 7-9)

诊断:髌骨脱位。

患者:仰卧位,患肢屈膝 20°～30°。

检查者:将拇指置于患者髌骨内缘,轻轻向外推髌骨,观察患者的反应。

　　阳性结果:患者表现出明显的恐惧或不适,出现股四头肌收缩对抗或屈膝动作,阻止进一步检查。

　　原理:膝关节在屈曲30°时,髌骨向下运动刚好使其下部与股骨接触,接触的面积很小,稳定性不足。此时膝关节周围韧带是松弛的,髌骨能够更好地活动。髌骨越过髌骨滑车外侧嵴向外侧半脱位时会诱发疼痛,因此患者会收缩股四头肌,防止髌骨进一步向外脱位。

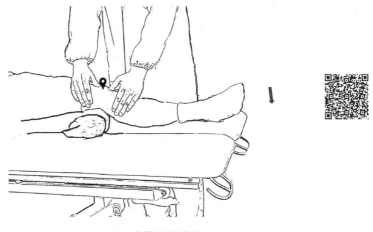

图 7-9　髌骨恐惧试验

5. Q 角(股四头肌角)试验(quadricep angle test,图 7-10)

　　诊断:髌骨脱位。

　　患者:仰卧位,下肢伸直,放松。

　　检查者:从患者髂前上棘到髌骨中央画一条线,另一条线从髌骨中央至胫骨粗隆,两条线的夹角即为 Q 角。角度正常范围是男性 10°～15°,女性 12°～18°。

　　阳性结果:髌骨脱位可见 Q 角偏大。

　　原理:髌骨受到两个方向的力,一是股四头肌收缩时,力沿股骨方向;二是髌韧带的拉力沿胫骨方向。因此,Q 角角度越大说明髌骨外移分力越大,容易发生髌骨脱位。

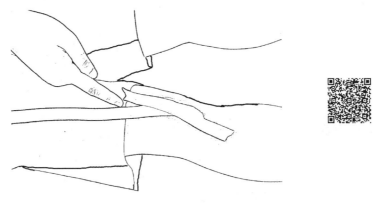

图 7-10　Q 角(股四头肌角)试验

6. 髌骨摩擦试验(髌后撞击痛，Soto-Hall sign，**图 7-11**)

诊断：髌股关节软骨损伤或退变、髌骨软化症。

患者：仰卧位，患侧膝关节屈曲。

检查者：一手按压患者髌骨，使其在髌股关节面上下活动，在患侧膝关节屈膝 30°、60° 及 90°时分别检查。

阳性结果：出现摩擦音或疼痛。

原理：损伤的髌骨软骨关节面有不同程度的破坏和软化，在不同角度屈膝时，髌骨关节面的不同地方与股骨的撞击可出现摩擦音，诱发或加重疼痛。

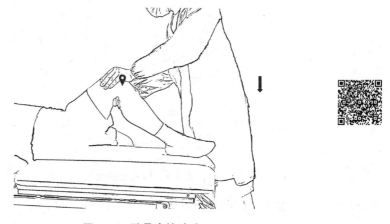

图 7-11 髌骨摩擦试验

7. 挺髌试验(Clarke sign，**图 7-12**)

诊断：髌骨软骨软化症、髌骨关节病。

患者：仰卧位，下肢伸直。

检查者：用拇指、食指将患者髌骨向远端推压，叮嘱患者用力收缩股四头肌。

阳性结果：髌骨部疼痛且不能保持收缩。

原理：伸膝位抗阻收缩时，股四头肌缩短，引起髌骨向肢体近端滑动。

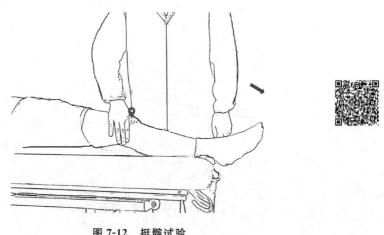

图 7-12 挺髌试验

二、膝关节韧带损伤检查

1. 轴移试验(pivot shift test,图 7-13)

诊断:前交叉韧带损伤。

患者:仰卧位,双下肢放松。

检查者:一只手握住患者患肢的踝关节并抬起,使膝关节伸直,同时施加内旋应力;另一只手置于患者膝关节外侧,向内推,施加外翻应力。

阳性结果:胫骨会向前半脱位,然后缓慢屈曲患者膝关节,在屈膝 25°～30°时,会有突然的反跳感,在屈膝 30°～40°时,胫骨出现突然复位。患者常有恐惧、疼痛,拒绝多次重复检查。

原理:前交叉韧带断裂时,膝关节在伸直位会出现胫骨前向半脱位。当膝关节进行小角度屈曲时,由于后交叉韧带和后关节囊松弛,胫骨外侧平台会出现明显的前向半脱位,此时施加的外翻应力会使胫骨外侧平台后缘与股骨外侧髁撞击。这种撞击会阻止胫骨外侧平台进一步前向半脱位,并且在撞击的位置产生铰链效应。继续屈膝会导致膝关节内侧间隙张开,使髂胫束紧张。在屈膝 30°～40°时,髂胫束张力的方向与膝关节的轴线产生夹角,使髂胫束由伸膝装置转变为屈膝装置。于是髂胫束的张力产生屈膝作用,牵拉胫骨外侧结节,使前向半脱位的胫骨外侧平台后移,胫骨后缘不再与股骨外侧髁撞击,此时检查者能感受到膝关节出现明显的跳动并复位。

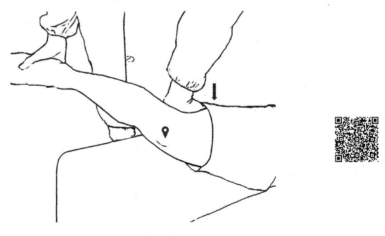

图 7-13　轴移试验

2. 前抽屉试验(anterior drawer test,图 7-14)

诊断:前交叉韧带损伤。

患者:仰卧位,患侧膝关节屈曲约 90°。

检查者:坐在患者患足背上,从而固定患肢远端,分别在小腿外旋位、中立位、内旋位 3 种情况下,用双手拇指置于髌腱旁,其余 4 指位于膝关节后侧小腿胫骨近端,向前牵拉胫骨(亦可双侧对比,先做健侧,再做患侧)。

阳性结果:活动的程度可分级描述,移动超过 5 mm 或抵抗无力。

131

原理：前交叉韧带损伤时，其限制胫骨前移的功能减弱。膝关节屈曲时，后外束松弛，前内束紧张；处于内旋位时，外侧韧带紧张，主要检查前交叉韧带和外侧韧带结构；处于中立位时，主要检查前交叉韧带；处于外旋位时，内侧韧带紧张，主要检查内侧韧带和前交叉韧带。

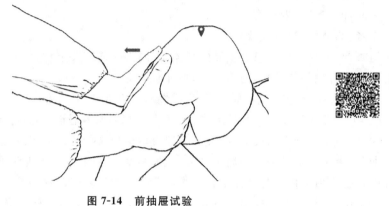

图 7-14　前抽屉试验

3. 拉赫曼试验(Lachman test, 图 7-15)

诊断：前交叉韧带损伤。

患者：仰卧位，膝关节屈曲 $15°\sim30°$。

检查者：一只手握住患者患肢股骨远端，另一只手握住患肢胫骨近端并向前牵拉胫骨。

阳性结果：胫骨相对于股骨有可以察觉的前移，运动终点是软的。硬性终点都表明前交叉韧带有一定程度的稳定性，3 mm 以内的硬性终点说明前交叉韧带是绝对稳定的；5 mm以内的硬性终点说明前交叉韧带是相对稳定的，之前的损伤使前交叉韧带被拉长；超过5 mm 时为阳性，说明前后交叉韧带有损伤。

原理：同前抽屉试验。Lachman 试验的准确率高于抽屉试验，这是因为当膝关节屈曲90°时，楔状的半月板后角会降低胫骨的移动度。当膝关节屈曲 30°时，半月板所引起的填塞作用较屈曲 90°时小。当膝关节从屈曲 30°逐渐伸直时，前交叉韧带功能不全患者的膝关节可出现肉眼可见的胫骨平台半脱位。

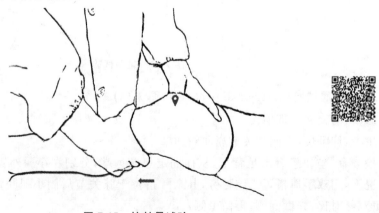

图 7-15　拉赫曼试验

4. 后抽屉试验(posterior drawer test,图 7-16)

诊断:后交叉韧带损伤。

患者:仰卧位,患膝屈曲 90°,足平放于床上,双下肢放松。

检查者:坐于床边,抵住患者患肢足,使之固定,双手握住膝关节的胫骨端,拇指放在前侧,向后推小腿近端。进行双侧对比。

阳性结果:胫骨在股骨上向后移动超过 6 mm,或感受到抵抗无力。

原理:膝关节屈曲时,后交叉韧带紧张。后交叉韧带是防止胫骨后移的韧带,若后交叉韧带损伤,则胫骨后移度会增加。

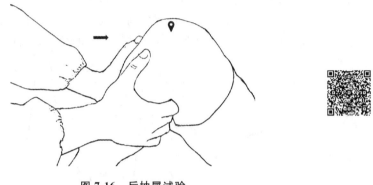

图 7-16 后抽屉试验

5. 反向拉赫曼试验 (the posterior Lachman test,图 7-17)

诊断:后交叉韧带损伤。

患者:仰卧位,屈膝 30°。

检查者:一手置于患者股骨远端外侧,另一手置于胫骨近端并向下推胫骨。

阳性结果:终末点未觉抵抗或抵抗力小,或胫骨移位增加。

原理:同后抽屉试验。

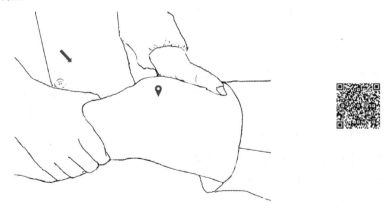

图 7-17 反向拉赫曼试验

6. 膝外翻试验(knee valgus test,图 7-18)

诊断:内侧副韧带损伤。

患者:仰卧位。

检查者:一只手置于患者患肢小腿远端内侧,另一只手放在患肢膝关节外侧,分别在膝关节完全伸直和屈曲30°时,对膝关节施加轻柔的向内推的应力。

阳性结果:内侧副韧带有局部压痛点。患侧关节间隙较对侧增大5~8 cm可提示韧带完全断裂。

原理:内侧副韧带是防止膝关节过度外翻的韧带,若内侧副韧带损伤,则膝关节外翻角度增加。Ⅰ度损伤为内侧副韧带浅层扭伤,无明显松动,无或仅有少量关节积液,损伤处有压痛;膝关节屈曲30°时进行外翻感觉疼痛,但无关节不稳,患者能负重。Ⅱ度损伤是内侧副韧带浅层部分撕裂、松动,但其深层结构完整;在膝关节屈曲30°时,施加外翻力可以导致10°~15°的松动,并有固定的痛点;损伤局部肿胀、压痛。Ⅲ度损伤时内侧副韧带的浅层和深层完全撕裂;膝关节屈曲30°时进行检查,可见超过15°的松动,并且无明显痛点。

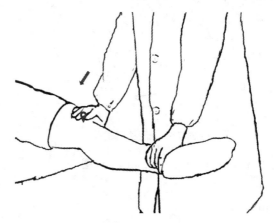

图 7-18　膝外翻试验

7. 膝内翻试验(knee varus test,**图 7-19**)

诊断:外侧副韧带损伤。

患者:仰卧位,小腿轻微外旋。

检查者:一只手置于患者患肢小腿远端外侧,另一只手放在患肢膝关节内侧,分别在膝关节伸直和屈曲30°时向外推膝关节。

阳性结果:施加应力的时候胫骨与股骨的间隙增大或局部压痛。

原理:小腿轻微外旋时,外侧副韧带紧张,外侧副韧带是防止膝关节过度内翻、外旋的韧带,若外侧副韧带损伤,则膝关节内翻角度增加。

8. 提拉试验(pulling test,**图 7-20**)

诊断:外或内侧副韧带损伤。

患者:俯卧位,膝关节屈曲90°。

检查者:用小腿压在患者大腿下端后侧做固定,双手握住足跟,沿小腿纵轴方向向上提拉,同时做小腿的外展外旋或内收内旋活动。

阳性结果:膝内或外侧疼痛,提示有内侧或外侧副韧带损伤。

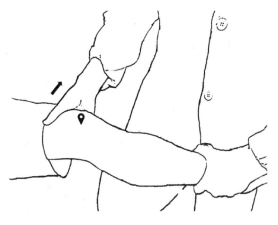

图 7-19　膝内翻试验

原理:内外侧副韧带主要限制膝关节内外翻,小腿向上提的时候,做小腿内外展与内外旋会使膝关节产生内外翻的动作,此时牵拉受损的韧带将诱发疼痛。

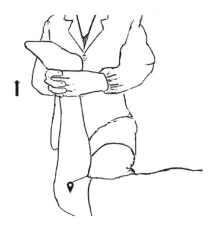

图 7-20　提拉试验

9. 急拉试验(Slocum ALRI test,**图 7-21**)

诊断:外侧关节囊韧带、弓形韧带、前交叉韧带松弛。

患者:仰卧位,患侧下肢放在床上,健侧下肢垂于床边。

检查者:一只手稳定患者患肢膝关节,另一只手托住患肢脚后跟,在膝关节屈曲约 90°时抬起下肢,使髋屈曲 45°左右,然后在伸直患者下肢的同时使其小腿内旋。

阳性结果:屈膝 20°～30°时,出现外侧胫骨平台的半脱位并伴随一个突然的移位。

原理:小腿内旋,外侧副韧带紧张,若发生突然的位移,提示外侧关节囊损伤。

10. 外旋反屈试验(external rotation recurvatum test,**图 7-22**)

诊断:后外复合体损伤合并后交叉韧带损伤。

患者:仰卧位,双下肢放松。

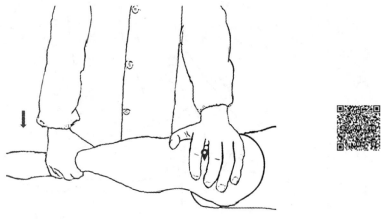

图 7-21　急拉试验

检查者:握住患者脚趾,将其下肢从检查床提起,抬起过程中叮嘱患者放松股四头肌,并观察胫骨结节。

阳性结果:膝关节下沉,并伴有轻微内翻、过伸和外旋,提示膝关节后外复合体损伤合并后交叉韧带损伤。

原理:股四头肌放松时,在远端提起下肢,胫骨结节部位因重力产生向后的力,而膝关节后外复合体的作用是限制胫骨过度外旋、膝关节内翻和伸直位的胫骨后移。

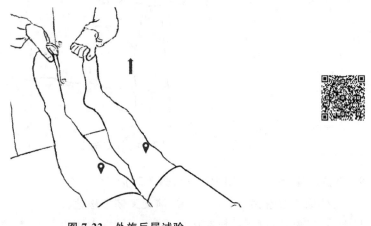

图 7-22　外旋反屈试验

11. 胫骨外旋试验(external rotation test of the tibia,**图 7-23**)

诊断:膝关节后外侧复合体(外侧副韧带、腘肌腱、腘腓韧带)损伤。

患者:俯卧位,在膝关节屈曲 30°、90°时分别进行检查。

检查者:两手分别握住患者脚部,使双足跟尽量靠拢,再施加外旋力使小腿外旋。

阳性结果:患侧小腿的被动外旋增加。

原理:后外侧复合体和后交叉韧带均限制胫骨后移,但两者在膝关节处于不同屈曲位的时候起不同的作用。后外侧复合体损伤会导致胫骨后移增加(伸直位尤其明显)、胫骨外旋增加、膝内翻增加（屈膝 30°时最明显）。一般在膝屈曲 90°时外旋增大,说明后外侧角和后交叉韧带复合损伤,可用后抽屉试验阳性排除后交叉韧带损伤。

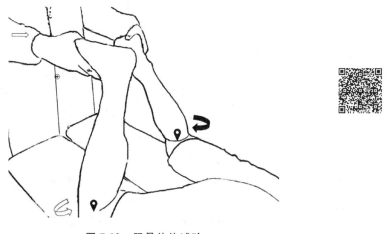

图 7-23　胫骨外旋试验

12. 反向轴移试验(external rotation recurvatum test,图 7-24)

诊断:后外侧复合体损伤。

患者:仰卧位,双下肢放松。

检查者:一只手扶住患者患肢足部,另一只手扶住患肢胫骨前侧,使患侧膝关节屈曲至最大角度后,外旋小腿并缓慢伸直。

阳性结果:胫骨外侧平台向后外侧脱位,此时再将屈曲的膝关节缓慢伸直,在屈曲 30°～40°位时出现胫骨外侧平台向后的半脱位突然复位。

原理:在膝关节伸直的过程中,髂胫束的力矩由伸膝力矩变为屈膝力矩,使半脱位的胫骨复位。

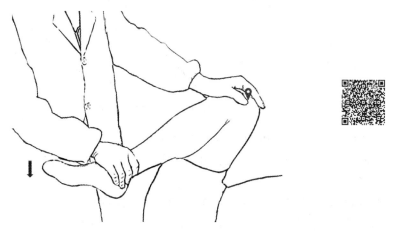

图 7-24　反向轴移试验

三、半月板损伤检查

1. 半月板旋转试验(McMurray test,图 7-25)

诊断:内侧或外侧关节间隙的异常,并可指示损伤的区域。

患者:仰卧位,双下肢放松。

检查者:一只手放在患者的膝关节,另一只手握住其足跟部,使患肢充分屈髋屈膝,小腿内收内旋,然后慢慢伸直膝关节,若外侧关节间隙有疼痛与响声即为阳性,提示外侧半月板损伤。一手握住患肢足部,另一手扶在膝上,使小腿外展外旋,然后缓缓伸直膝关节,若内侧关节间隙有疼痛与响声即为阳性,提示内侧半月板损伤。

阳性结果:关节间隙有疼痛与响声或关节交锁。

原理:如果要检查内侧半月板,先极度屈曲膝关节,外旋患侧足并同时施以内翻应力,如果此时出现内侧关节间隙的疼痛及弹响,则说明内侧半月板后 1/3 损伤,然后逐渐伸直膝关节,如果在屈膝 90°时出现膝关节内侧的疼痛和弹响,则说明内侧半月板中 1/3 损伤。如果要检查外侧半月板,则先极度屈曲膝关节,内旋患侧足并同时施以外翻应力,如果此时出现外侧关节间隙的疼痛及弹响,则说明外侧半月板后 1/3 损伤,然后逐渐伸直膝关节,如果在屈膝 90°时出现膝关节外侧的疼痛和弹响,则说明外侧半月板中 1/3 损伤。

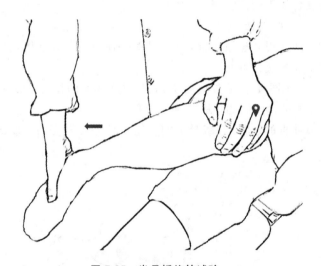

图 7-25　半月板旋转试验

2. 蹲走试验(squatting down test,图 7-26)

诊断:半月板后角损伤(主要适用于年轻人)。

患者:深蹲位。

检查者:观察患者向前、后、左、右不同方向摇摆行走。

阳性结果:患侧不能充分屈曲膝关节,蹲走时出现响声。

原理:膝处于屈曲位时,半月板后角压力增大。

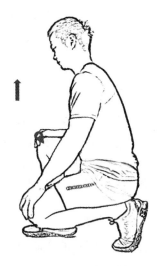

图 7-26　蹲走试验

3. 研磨试验(Apley's test,图 7-27)

诊断:半月板损伤。

患者:俯卧位,屈膝 90°。

检查者:用小腿压住患者患肢大腿后面,固定患肢大腿,双手固定足踝部,施加一个对抗床面的稳定的力(挤压膝关节),在保持压迫的状态下旋转胫骨。

阳性结果:下压旋转时膝关节出现疼痛和弹响。

原理:该试验使股骨和胫骨关节面之间发生摩擦,半月板被挤压而诱发疼痛。外旋时产生疼痛,提示外侧半月板损伤;内旋时产生疼痛,提示内侧半月板损伤;小腿上抬减少股骨和胫骨关节面压力,半月板疼痛缓解。

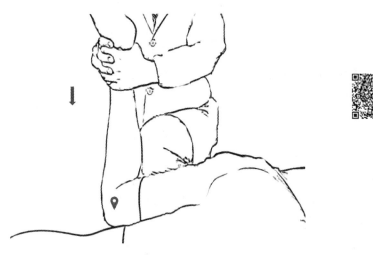

图 7-27　研磨试验

4. 半月板重力试验(meniscus gravity test,图 7-28)

诊断:半月板损伤。

1)步骤一

患者:健侧卧位,患腿适当外展。

检查者:引导患者主动屈伸患膝。

阳性结果:如弹响减弱,则损伤半月板在外侧;如弹响增强,则损伤半月板在内侧。

原理:患者处于此位置时,因小腿重力关系,膝外侧副韧带紧张,外侧关节间隙加大,如损伤半月板在外侧,股骨外侧髁的压力减小,故响声减弱,如在内侧,则内侧副韧带松弛,内侧关节间隙减少,股骨髁对内侧损伤软骨的压力增大,故响声加大。

2)步骤二

患者:患侧卧位。

检查者:在患者股骨下方垫一枕,使患肢离开床面;扶住健肢,叮嘱患者主动屈伸患膝。

阳性结果:弹响加大,则损伤半月板在外侧;弹响减小,则损伤半月板在内侧。

原理:同步骤一。

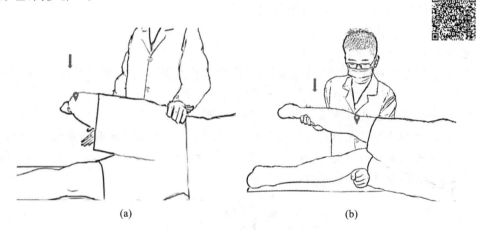

(a)   (b)

图 7-28　半月板重力试验

5. 凯洛格-斯皮德试验(Kellogg-Speed test,图 7-29)

诊断:半月板损伤。

患者:床边坐位。

检查者:一只手拇指压在患膝内侧或外侧关节缝处(前角部位),另一只手握住患肢小腿下部,被动屈伸膝关节。

阳性结果:有固定压痛。

原理:屈伸膝关节的时候,半月板在膝关节内前后移动,检查者的手指从侧面施加压力,可以诱发损伤半月板的疼痛。

6. 侧方挤压试验(Mcgregori test,图 7-30)

诊断:半月板中 1/3 损伤、内外侧副韧带损伤。

患者:仰卧位,患膝伸直。

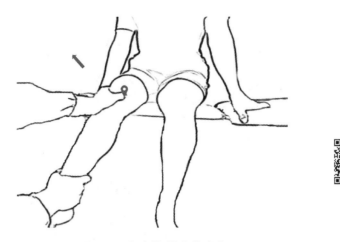

图 7-29　凯洛格-斯皮德试验

检查者:一只手固定患肢膝部,另一只手握住患肢小腿下部,双手相对用力,做膝关节被动内翻或外翻动作。

阳性结果:膝关节侧方关节面有固定的挤压痛。

原理:相对用力时,内外侧副韧带承受张力,挤压受伤的半月板,诱发疼痛。

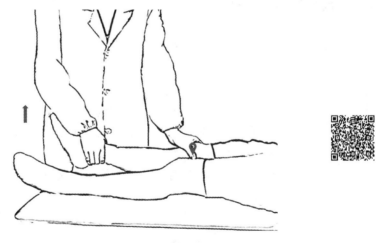

图 7-30　侧方挤压试验

7. 负重试验(Thessaly test,**图 7-31**)

诊断:半月板损伤。

患者:患侧单腿站立。

检查者:握住患者双手以保护患者,然后指导患者固定足踝,引导患者负重腿分别在屈曲 5°和 20°的情况下,旋转身体和膝关节,旋转 3 次。

阳性结果:疼痛或关节交锁。

原理:单腿支撑体重,旋转身体可挤压半月板,腿屈曲 20°时,更加敏感。

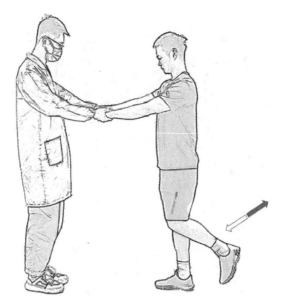

图 7-31　负重试验

四、内侧皱襞损伤检查

1. 髌内侧皱襞定位试验（Stutter test，图 7-32）

诊断：髌内侧滑膜皱襞炎症。

患者：床边坐位，膝关节屈曲 90°，双腿自然下垂。

检查者：一只手放于患肢髌骨周围触诊，并要求患者缓慢伸膝。

阳性结果：髌骨在膝关节伸膝活动过程中发生颤动或疼痛，或运动过程中髌骨有碰撞或弹跳。此试验仅在无膝关节肿胀时有效。

原理：在膝关节屈曲 40°～60°时出现内侧皱襞的嵌压，故有疼痛和关节紊乱。

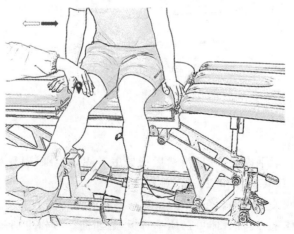

图 7-32　髌内侧皱襞定位试验

2. 髌内侧滑膜皱襞试验(medial patellar synovial plica test,图 7-33)

诊断:髌内侧滑膜皱襞损伤。

患者:仰卧位。

检查者:抬起患肢,然后一只手穿过患肢膝关节后方,握住对侧腿,使患侧膝关节置于手上。另一只手握住患侧膝关节,用拇指将髌骨向内侧推动。

阳性结果:疼痛或弹响为内侧髌骨型滑膜皱襞综合征的表现。

原理:向内侧推动髌骨或者屈伸膝关节时,皱襞受到挤压。疼痛是由股骨髁和髌骨皱襞边缘受挤压造成的。

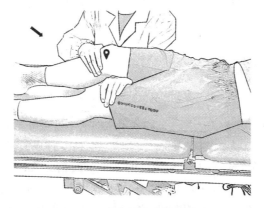

图 7-33　髌内侧滑膜皱襞试验

3. 滑膜皱襞试验(Hughston's plica test,图 7-34)

诊断:髌内侧滑膜皱襞损伤。

患者:仰卧位。

检查者:一只手握住患者脚后跟或踝部,另一只手压在髌骨上,手指触诊股骨内上髁,先引导患者屈髋屈膝,并内旋患肢小腿,再反复被动屈伸患者膝关节。

阳性结果:手指下的皱襞带出现"弹出"。

原理:胫骨内旋,挤压膝关节内侧,导致髌骨内侧滑膜皱襞弹出。

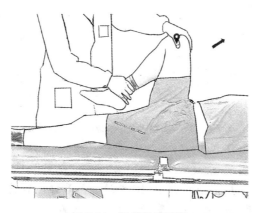

图 7-34　滑膜皱襞试验

第八章　踝关节和足部损伤与特殊检查

第一节　踝关节与足部解剖学基础

一、踝关节与足部骨结构

1. 跗骨

跗骨共 7 块,属短骨,分为前、中、后 3 列(图 8-1)。后列包括距骨和跟骨,中列为足舟骨,前列从内侧向外侧依次为内侧楔骨、中间楔骨、外侧楔骨以及跟骨前方的骰骨。距骨上面有前宽后窄的距骨滑车,与内、外踝和胫骨的下关节面相关节;距骨下方与跟骨相关节,跟骨后端隆突为跟骨结节;距骨前接足舟骨,其内下方隆起为舟骨粗隆,是重要的体表标志。足舟骨前方与中间及内、外侧楔骨相关节,外侧的骰骨与跟骨相接。跗骨几乎占据全足一半,与下肢的支持和负重功能相适应。

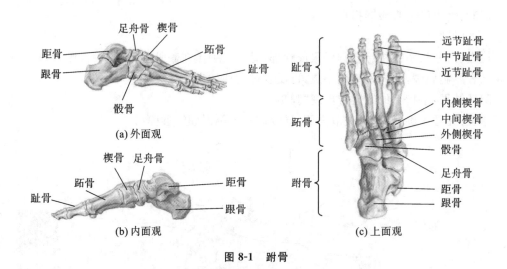

图 8-1　跗骨

2. 踝关节

踝关节又称距小腿关节,为滑车关节(图 8-2)。关节窝由胫骨下关节面、内踝关节面及腓骨外踝关节面共同构成,关节头由距骨滑车和距骨两侧的关节面所组成。距骨滑车关节面前宽后窄,关节窝比关节头明显宽大,因此,跖屈位踝关节活动度较大。

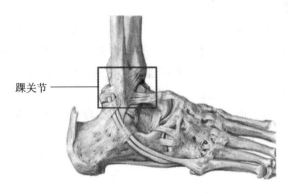

图 8-2　踝关节

二、踝关节韧带

1. 踝关节内侧韧带

踝关节内侧韧带主要是胫侧副韧带(图 8-3),呈三角形,又称三角韧带,是踝关节韧带中最坚强的韧带。上方附着于内踝尖,呈扇形向下,附着于足舟骨、距骨和跟骨。内侧韧带强韧有力,可维持距骨正常位置,限制足过度外翻。在空间位置上,由后向前分别为胫距后韧带、胫跟韧带、胫舟韧带和位于其内侧的胫距前韧带。一般外旋、外翻应力会导致内侧韧带部分断裂。

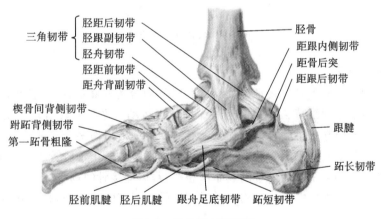

图 8-3　踝关节内侧韧带

胫距后韧带位于三角韧带的后部,起自内踝,止于距骨后内侧。
胫跟韧带位于三角韧带的中部,起自内踝,止于跟骨内上方。
胫舟韧带位于三角韧带的前部,起自内踝,止于舟骨内上方。
胫距前韧带位于胫舟韧带的深层,起自内踝,止于距骨颈,位于距骨颈后部。

2. 踝关节外侧韧带

踝关节外侧韧带位于踝关节外侧（图 8-4），由不连续的三条独立的韧带组成，前为距腓前韧带，中为跟腓韧带，后为距腓后韧带。外侧韧带的主要作用是防止足、踝过度内翻。外侧韧带相比于内侧韧带较薄弱，常因足内翻过度而损伤；脚不完全着地形成的内翻和内旋会导致踝关节外侧韧带损伤。

距腓前韧带起自外踝前面，止于距骨颈外侧面，在踝关节跖屈位可限制足内翻活动，在踝关节中立位时可对抗距骨向前移位。

跟腓韧带起自外踝下侧和后侧，止于跟骨外侧面，在踝关节与小腿成 90°位时可限制足内翻活动。

距腓后韧带起自外踝后内侧，止于距骨后外侧突，可限制踝关节过度背伸活动。

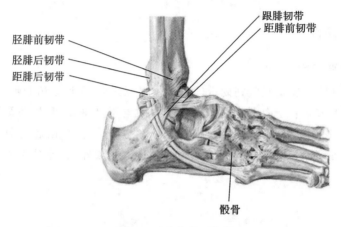

图 8-4　踝关节外侧韧带

3. 胫腓联合韧带

胫腓联合韧带又称下胫腓韧带（图 8-4、图 8-5），可分为胫腓前韧带、骨间韧带、胫腓后韧带、胫腓横韧带，主要起维持关节窝稳定的作用。当运动员做急停转身动作时，易导致踝关节外翻、旋转损伤，引起胫腓联合韧带损伤。胫腓联合韧带损伤多合并踝关节骨折。

胫腓前韧带起于胫骨下端踝关节面的前缘，斜向外下方，止于腓骨下端的前缘及附近的骨面上。韧带的前部与跟腓前韧带的起始部相移行，后部接骨间韧带。

骨间韧带由许多强韧的短纤维构成，连接胫、腓骨下端的相邻面，是小腿骨间膜的延续，最为坚固。

胫腓后韧带连接胫、腓骨下端后面，前部与骨间韧带相连，下部与胫腓横韧带相愈合，较胫腓前韧带强韧。

胫腓横韧带起于胫骨后面下缘，斜向前外下方，止于外踝内侧面，对保持踝关节稳定性、防止胫腓骨沿距骨上面向前脱位有重要作用。

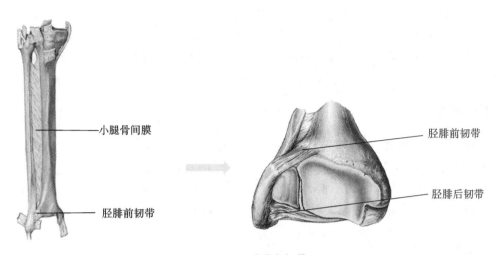

图 8-5　胫腓联合韧带

三、踝关节部肌肉和神经

1. 小腿三头肌

小腿三头肌包括腓肠肌和比目鱼肌（图 8-6），腓肠肌近端内侧头附着于股骨内上髁，外侧头附着于股骨外上髁，远端汇合成跟腱止于跟骨结节；比目鱼肌近端附着于腓骨后面和胫骨比目鱼肌线，远端附着于跟骨，受胫神经支配，参与膝关节和踝关节屈曲动作。

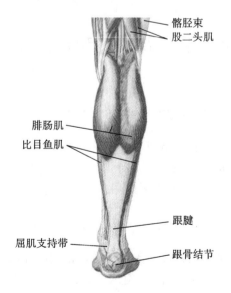

图 8-6　小腿三头肌和跟腱

2. 胫神经

胫神经为坐骨神经的延续（图 8-7），在股后区沿中线下行进入腘窝，然后于比目鱼肌深面下行至内踝后方,最后在屈肌支持带深面的踝管内分为足底内侧神经和足底外侧神经,进入足底区。足底内侧神经支配足底内侧肌群、足底内侧半皮肤及内侧三个半足趾跖面皮肤;足底外侧神经支配足底中间肌群和外侧肌群,以及足底外侧半皮肤和外侧一个半足趾跖面皮肤。

四、踝管

踝管为一纤维骨性通道(图 8-8),起于小腿后内侧,行经内踝后方。其前壁为胫骨远端,后壁为距骨及跟骨后部。屈肌支持带起于内踝近端 10 cm 处,覆盖于踝管表面。踝管内容物包括胫神经、胫后动脉和静脉、胫骨后肌腱、踇长屈肌腱、趾长屈肌腱。屈肌支持带是踝后区的深筋膜在内踝和跟骨结节内侧面之间增厚而形成的。

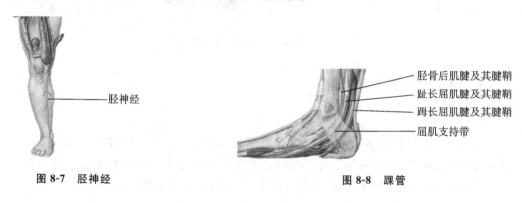

图 8-7　胫神经

图 8-8　踝管

（图中标注：胫神经；胫骨后肌腱及其腱鞘；趾长屈肌腱及其腱鞘；踇长屈肌腱及其腱鞘；屈肌支持带）

第二节　踝关节和足部损伤

一、踝关节韧带损伤(ankle ligament injury)

踝关节活动超过正常限度时,会造成附着在关节周围的韧带、肌腱、肌肉撕裂损伤,以韧带损伤为主,外侧韧带损伤最为常见。多由行走不慎,足踏于不平之地,或下楼梯时突然踩空,或跳跃时足部着地不稳,足部突然发生内翻或外翻而引起。

二、跟腱炎(achilles tendinitis)

跟腱炎指跟腱急、慢性劳损后形成的无菌性炎症,一般是运动过程中小腿腓肠肌和跟腱承受了反复过度牵张力所致,多见于篮球、网球等跑、跳项目运动员及爱好者。临床主要表现为足跟部上方、内部的疼痛、酸痛、压痛、僵硬,活动后加剧,可能发生在跟腱的任何一区域,通常发生在运动后和清晨,随着病情加重,运动时也会出现疼痛,此外,还会出现跟腱局部增厚、小腿三头肌灵活性下降、伸膝时踝关节背伸障碍等。

三、跟腱周围炎（achilles tendon inflammation around）

跟腱周围炎是跟腱及腱围部位发炎，指一种无菌性慢性创伤，多为反复超负荷的牵拉及磨损（如下肢负荷过多的跑跳动作等）致伤，一次性损伤也可导致跟腱周围炎，多见于田径、体操、艺术体操、技巧、篮球、拳击等项目的运动员。临床主要表现为活动后自觉小腿发紧、疼痛，起跳或落地、站立时出现小腿后侧疼痛，严重者在行走过程中有小腿疼痛；跟腱周围有压痛，痛点不集中，可触到硬结或条索状肌束，此处多有明显压痛。急性炎症时，手握跟腱两侧，患者踝关节过度屈伸，可自觉腱周围有摩擦感，如同手中握雪一样，并伴有疼痛。晚期由于周围组织增生粘连，可触及跟腱增粗，手感小腿三头肌发僵、紧张。

四、跟腱断裂（rupture of achilles tendon）

跟腱是小腿三头肌下端移行的腱性结构，止于跟骨结节，主要功能是使踝关节跖屈，对机体行走、站立和维持平衡有重要意义。直接暴力，或当踝关节处在过伸位时小腿三头肌突然发力，均会引起跟腱断裂。跟腱断裂常发生于冲刺型运动员及未经过专业训练的运动爱好者。临床主要表现为在没有前驱症状的情况下突然出现剧烈疼痛；足跟后方有棒击感；撕裂时常会出现"砰"或"咔嚓"的声音；不能负重、提踵、跛行、跖屈无力甚至无法行走；跟腱处凹陷，腓肠肌向膝部方向上移堆积。

五、足球踝（footballer ankle）

足球踝又称踝关节前方撞击综合征，是足部反复进行强力背伸、跖屈、内外翻活动，使胫骨远端与距骨之间直接相撞，长期刺激导致软组织瘢痕增生以及骨赘形成。足球踝常见于足球、体操、篮球、滑雪、举重运动员以及舞蹈演员，可严重影响正常训练和比赛以及运动成绩的提高。临床主要表现为与运动有关的踝关节肿胀、疼痛，迁延不愈，活动受限。X线和MRI可以较清楚地显示骨赘和软骨损伤的部位及程度。

六、踝管综合征（tarsal tunnel syndrome）

踝管综合征是踝管管道狭窄，使其间的足底内侧或外侧神经及血管遭受挤压，导致足底出现阵发性麻木与疼痛的症状。运动中反复的足踝部屈伸、跑跳、蹬地等动作，迫使足踝超常范围的各方向运转、牵拉，致使肌腱、腱鞘等反复磨损而呈现退行性病变，从而挤压踝管空间。骨折、脱臼扭伤后形成增生、跟骨畸形等，导致距骨管道不平、狭窄，也可以使管中的肌腱、神经血管遭受强烈刺激。踝管综合征多见于体操、田径、竞走等项目的运动员。临床主要表现为出现内踝疼痛且放射到足底、足跟，偶尔到小腿和大腿；足底烧灼痛、刺痛或足弓疼痛；活动时疼痛加剧，并能引起纵弓痛性痉挛；夜间痛，脱鞋或抬高患足疼痛缓解；足底感觉异常。

七、足底筋膜炎(plantar fasciitis)

足底筋膜就是跖腱膜,是覆盖足底结构的深入皮下组织与跟部脂肪垫的腱膜,其主体起于跟骨结节内侧突远端,远端止于各足趾的近节趾骨,可维持足纵弓高度以及在行走时承受来自跟骨和距骨的拉力。足底筋膜炎是足底的肌腱或者筋膜发生的无菌性炎症,是临床的常见病;大部分由足部负担过重或足底部不正常的受力、筋膜过度疲劳而引发。足底筋膜炎多发于跑动较多的专项运动员和长跑爱好者。临床主要表现为以跟骨内侧为起点,沿足底筋膜有放射状的疼痛感;晨起时疼痛感最为强烈,而后缓解;一天内,随时间推移疼痛感逐渐加重,活动强度或时间增加时疼痛感也会加重;足底近足跟处压痛。

八、踇外翻(hallux valgus)

踇外翻是踇趾在第一跖趾关节处向外侧偏斜移位,一般由先天遗传或后天穿鞋不合适引发,常见于舞蹈演员及爱穿高跟鞋的女性群体中。临床主要表现为踇趾在第1跖趾关节处向外侧偏移,疼痛多集中在趾关节部,大量的活动或长时间行走后加重;肿块处的皮肤会发红、出现水泡,容易被感染,引发炎症。

第三节　踝关节和足部的特殊检查

一、韧带损伤

1. 踝关节前抽屉试验(ankle joint anterior drawer test,**图 8-9**)

诊断:距腓前韧带损伤。

患者:仰卧位,双足放松,可将毛巾卷垫于患肢小腿下方。

检查者:一只手固定患者患肢小腿,嘱咐其踝关节轻微跖屈、内旋,另一只手握住足跟,于足跟处施加向前的力,两踝对比。

阳性结果:足跟向前移位大于 8 mm,或两侧进行比较检查。

原理:踝关节跖屈时距腓前韧带紧张,同时距腓前韧带可限制其足跟过度前移。

2. 距骨倾斜试验(talus tilt test,**图 8-10**)

诊断:跟腓韧带和距腓前韧带损伤。

患者:仰卧位,踝关节中立位。

检查者:一只手放在患者患肢小腿远端,固定其小腿,另一只手握住患足足跟外侧,施力使足内翻。

阳性结果:距骨内翻倾斜角度过大(两侧比较检查)。

原理:距腓前韧带和跟腓韧带在踝关节中立位时可限制踝关节内翻。

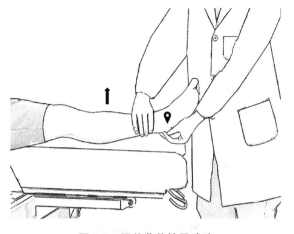

图 8-9　踝关节前抽屉试验

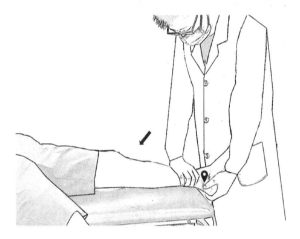

图 8-10　距骨倾斜试验

3. 足内翻试验（varus stress test，图 8-11）

诊断：踝关节外侧韧带损伤。

患者：仰卧位。

检查者：一只手握住患者患肢小腿下部并固定，另一只手握患足外侧，将踝关节内翻。

阳性结果：若踝关节外侧疼痛，踝关节无异常活动，提示踝关节外侧韧带扭伤。若两侧对比，距上关节外侧"开口"增大，出现异常的内翻活动，则提示距腓前韧带断裂或与跟腓韧带同时断裂。

原理：距腓前韧带和跟腓韧带可限制踝关节内翻。

4. 足外翻试验（valgus stress test，图 8-12）

诊断：内侧副韧带损伤。

患者：仰卧位或长坐位，踝关节中立位。

检查者：一只手握住患者患肢小腿下部并固定，另一只手握住患足内侧，将踝关节外翻。

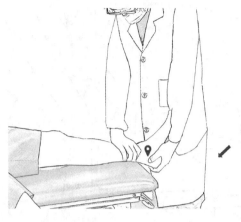

图 8-11 足内翻试验

阳性结果：若出现踝关节内侧疼痛，且无关节不稳，提示内侧三角韧带扭伤；若伴有关节不稳，出现异常外翻活动，提示三角韧带断裂。

原理：三角韧带可限制踝关节外翻。

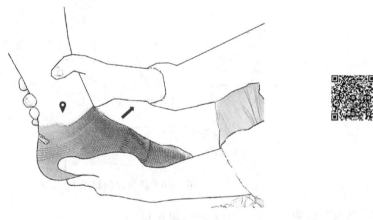

图 8-12 足外翻试验

5. 踝关节侧方活动试验（ankle lateral activity test，**图 8-13**）

诊断：距腓韧带损伤。

患者：床边坐位，踝关节中立位。

检查者：一只手固定患者患肢小腿远端，另一只手握足底，并使足部向双侧活动。

阳性结果：出现响声或活动幅度较健侧大。

原理：距腓韧带可限制踝关节的侧方活动。

6. 小腿挤压试验（calf extrusion test，**图 8-14**）

诊断：胫腓联合韧带损伤。

患者：床边坐位，踝关节中立位。

检查者：单手或双手挤压患者患侧小腿中部胫骨和腓骨。

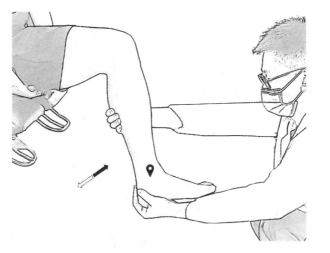

图 8-13　踝关节侧方活动试验

阳性结果:踝关节疼痛或小腿远端韧带联合疼痛。

原理:胫腓骨远侧关节面由胫腓联合韧带连接,关节内无软骨结构。胫腓联合韧带可限制腓骨的旋转、平移等运动。挤压胫腓骨,远端胫腓骨间隙变大,若胫腓联合韧带损伤,可诱发疼痛。

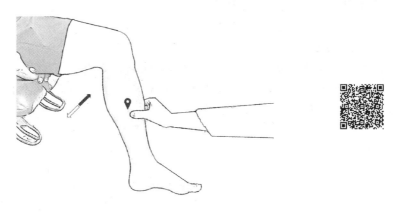

图 8-14　小腿挤压试验

7. 外旋试验(Kleiger test,**图 8-15**)

诊断:三角韧带损伤。

患者:坐于床边,双腿自然下垂,膝屈曲 90°。

检查者:一只手从后方稳定患者患侧小腿,另一只手握住患者患足,先使其踝关节处于中立位,然后施加外旋的力。

阳性结果:如果出现外旋增加或疼痛,则提示三角韧带断裂。

原理:三角韧带可维持距骨的正常解剖位置,阻止距骨外翻脱位,当检查过程中外翻使三角韧带受到牵拉时,若三角韧带受损或断裂,可引起疼痛或外旋角度增加。

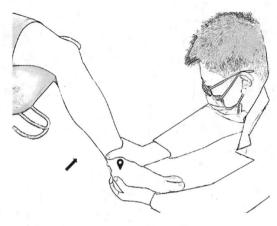

图 8-15　外旋试验

二、其他检查

1. 腓肠肌挤压试验（Thompson test，**图 8-16**）

诊断：跟腱断裂。

患者：俯卧位，双足置于床外。

检查者：挤压患侧腓肠肌肌腹处。

阳性结果：足不能跖屈。

原理：挤压腓肠肌应该引起跟腱缩短，导致踝关节跖屈。当跟腱完好时，由于腓肠肌和比目鱼肌联合腱通过跟腱与跟骨相连，足可跖屈。跟腱断裂后，其不能将腓肠肌和比目鱼肌联合腱与跟骨相连，因此足不能跖屈。

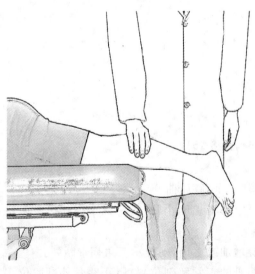

图 8-16　腓肠肌挤压试验

2. 费斯线(Feiss line,**图 8-17**)

诊断:扁平足。

患者:站立位。

检查者:标记患者内踝最高点、第一跖趾关节跖面凸出最高点,将两点连线,再标记舟骨结节。然后指导患者两脚分开(8~15 cm)站立,此时再次触诊刚才标记的 3 个部位,若位置有变化,则在新的位置再做一个标记。

阳性结果:根据舟骨结节低于这两点连线的距离来分级,舟骨结节新的位置在站立时有轻微偏离为正常,其值在舟骨结节与地面距离的 1/3 以内为一度扁平足,在 1/3 和 2/3 之间为二度扁平足,超过 2/3 为三度扁平足。

原理:扁平足患者先天性或姿势性的原因导致的足弓低平或消失、患足外翻,站立、行走时会出现足弓塌陷。

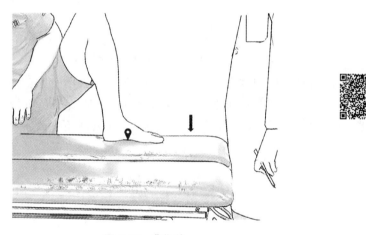

图 8-17　费斯线

3. Coleman 木块试验(Coleman wood test,**图 8-18**)

诊断:胫骨后肌紧张。

患者:站立位。

检查者:观察患者在站立位时有无足后跟内翻,若有足后跟内翻,则取一 2 cm 高的木块,使患者足跟和外侧缘踩在木块上,第一跖骨头从木块边缘下垂并跖屈。

阳性结果:足后跟内翻无法矫正。

原理:胫骨后肌可使足跖屈、外旋及内收,当胫骨后肌紧张时,足内翻受限,无法完成该动作。

4. 跟腱腓肠肌试验(Silfverskiold test,**图 8-19**)

诊断:腓肠肌-比目鱼肌紧张。

患者:仰卧位。

检查者:一只手稳定患者患侧膝关节,另一只手稳定患侧足部,使其踝关节处于中立位。先使患者在膝伸直时被动背屈踝关节,再让患者在膝屈曲 90°位被动背屈踝关节。

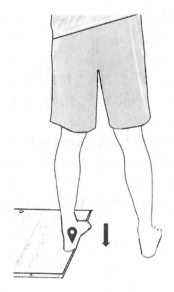

图 8-18 Coleman 木块试验

阳性结果:膝伸直时背屈小于 5°,膝屈曲时背屈大于 10°,提示单纯腓肠肌紧张。若两次背屈均受限,且膝关节屈曲不能改善其角度,则为腓肠肌-比目鱼肌复合体紧张。

原理:屈膝时,腓肠肌放松,背伸角度增大,若未出现角度改善则为腓肠肌-比目鱼肌复合体紧张。

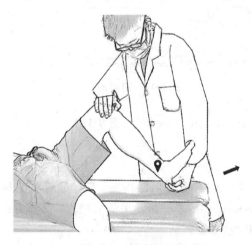

图 8-19 跟腱腓肠肌试验

参 考 文 献

[1] 柏树令. 系统解剖学[M]. 9 版. 北京:人民卫生出版社,2018.

[2] 刘建宇. 骨科疾病诊疗与健康[M]. 北京:科学出版社,2021.

[3] 王松. 运动解剖学[M]. 武汉:华中科技大学出版社,2014.

[4] 汪华侨. 功能解剖学[M]. 北京:人民卫生出版社,2018.

[5] 顾德明,缪进昌. 运动解剖学图谱[M]. 3 版. 北京:人民体育出版社.2013.

[6] 何海燕. 运动损伤评估与防治[M]. 北京:北京体育大学出版社,2020.

[7] 韩慧. 运动损伤与运动康复[M]. 北京:人民体育出版社,2019.

[8] 戴维·波塔奇,埃里克·梅拉. 运动损伤预防解剖学[M]. 徐晓天,译. 北京:人民邮电出版社,2023.

[9] 莫琳·拉芬斯珀格. 运动损伤的评估与康复训练全书[M]. 汪皓男,陈铮威,杨璐铭,译. 北京:人民邮电出版社,2023.

[10] 保拉·克莱顿. 骶髂关节与梨状肌运动功能障碍评估与纠正指南[M]. 赵鹏,阎惠谦,译. 北京:人民邮电出版社,2022.

[11] 陶山哲夫. 基于动作分析的专项损伤预防、评估与康复训练[M]. 牟海晶,译. 2 版. 北京:人民邮电出版社,2022.

[12] 埃文·奥萨尔. 肩关节和髋关节运动功能障碍纠正性训练指南[M]. 闫琪,肖梅,译. 北京:人民邮电出版社,2020.

[13] 小西奥多·戴蒙. 运动功能解剖学:骨骼、肌肉和关节结构与功能指南[M]. 郭丞,译. 北京:人民邮电出版社,2020.

[14] 横滨市运动医学中心. 运动训练基础理论(全彩图解版)[M]. 韩诺,译. 北京:人民邮电出版社,2020.

[15] 戴维·乔伊斯,丹尼尔·莱文德. 运动损伤管理:提升运动表现的损伤预防、评估与康复指导[M]. 汪敏加,杨斌,译. 北京:人民邮电出版社,2020.

[16] 拉尔斯·彼得松,佩尔·伦斯特伦. 运动损伤学:预防、治疗与康复[M]. 敖英芳,王健全,杨渝平,译. 4 版. 郑州:河南科学技术出版社,2019.

[17] 约翰·吉本斯. 臀肌运动功能障碍评估与纠正指南[M]. 王悦,译. 北京:人民邮电出版社,2019.

[18] 卡尔·克诺夫. 肩部损伤预防与康复训练[M]. 李汶璟,译. 北京:人民邮电出版社,2018.

[19] 利·布兰登. 运动损伤解剖学:康复训练[M]. 王震宇,司佳卉,译. 北京:人民邮电出版社,2017.

[20] 罗伯特·S.高特林.运动损伤预防、治疗与恢复[M].高旦潇,译.北京:人民邮电出版社,2017.

[21] DORAL M N. Sports Injuries: Prevention, Diagnosis, Treatment and Rehabilitation [M]. 1. Aufl. ed. Berlin, Heidelberg: Springer-Verlag, 2012.

[22] ATKINS E. A practical Approach to Musculoskeletal Medicine[M]. 4th ed. Edinburgh, New York: Elsevier, 2016.

[23] MARGHERITINI F, ESPREGUEIRA-MENDES J, GOBBI A. Complex Knee Ligament Injuries: From Diagnosis to Management [M]. 1st ed. Berlin, Heidelberg: Springer, 2019.

[24] MARGHERITINI F, ROSSI R. Orthopedic Sports Medicine: Principles and Practice[M]. 1. Aufl. ed. Milano: Springer Verlag Italia, 2011.

[25] MIRANDA-COMAS G, COOPER G, HERRERA J, et al. Essential Sports Medicine: A Clinical Guide for Students and Residents[M]. 2nd ed. Cham: Springer International Publishing AG,2021.

[26] GIAN L C, PIETER D H, KENNETH J H, et al. Management of Track and Field Injuries[M]. 1st ed. Cham: Springer International Publishing AG, 2021.

[27] ANDREWS J. Physical Rehabilitation of the Injured Athlete [M]. 4th ed. Elsevier Health Sciences, 2012.

[28] UTLU K. Functional Exercise Anatomy and Physiology for Physiotherapists [M]. 1st ed. Cham: Springer International Publishing AG, 2023.

[29] LANE. The Art of the Musculoskeletal Physical Exam[M]. 1st ed. Cham: Springer International Publishing AG,2023.

[30] RIGOARD P. Atlas of Anatomy of the Peripheral Nerves: The Nerves of the Limbs-Expert Edition. [M]. Cham: Springer International Publishing AG, 2021.

[31] RABISCHONG P. Comprehensive anatomy of motor functions[M]. 2014th ed. Cham: Springer, 2014.

[32] DONATELLI R, MICHAEL J W. Orthopaedic physical therapy[M]. 4th ed. St. Louis: Churchill Livingstone/Elsevier, 2010.